做一个长寿的年轻人

芝麻酱 著

陕西新华出版
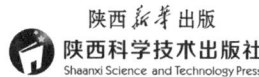
陕西科学技术出版社
Shaanxi Science and Technology Press
—— 西 安 ——

自序

提到养生时，我们在谈论什么

随着生活节奏的加快，各种快餐、外卖、加工食品成为很多年轻人的日常饮食，导致健康出现问题。

事实上，很多健康问题都与"吃"有关。2022年国家癌症中心发布的数据显示，我国发病率排名前十的癌症种类里，消化系统癌症占了五个。可见，"病从口入"绝非危言耸听。

我是一名注册营养师，也是一名营养学科普工作者，在网络上撰写健康科普文章已经超过十年。据我观察，大多数年轻人对养生存在着各种各样的认知误区——有的完全不关心养生这件事，觉得自己还年轻，一味地追求当下的享乐；有的虽然也明白如何做才有利于健康，却坚持不下去，明知"病从口入"，但就是管不住嘴；有的则过分追求健康，在养生这件事上如履薄冰，偏偏又陷入各种饮食误区，不断地朝着错误的方向努力……

我非常理解很多年轻人在面对美食诱惑时的矛盾心理。我在网络上的签名是"这个营养师天天喝奶茶",其实就是想要表达一种态度——追求健康并不意味着要过苦行僧一样的生活,也并不意味着必须完全控制自己的口腹之欲,而是要达成一种平衡:既要健康,也要快乐。

那么,怎样才能做到高效养生呢?我认为意识、知识、坚持,三者缺一不可。

养生要有健康意识

健康意识其实是一种风险意识,也就是在身体还没出现问题时懂得居安思危,防患于未然。如果没有对待健康的风险意识,就没有动机去选择健康的生活方式。很多人把"健康"和"养生"挂在嘴上,实际上他们可能对健康的追求只是流于表面,所以执行起来才会收效甚微。人总是在失去以后才知道珍惜,在健康方面尤其如此,没吃过亏的人很难树立正确且深刻的健康意识。很多人都是看到自己或家人的体检结果出现问题,或为病痛所扰时才开始认识到健康的重要性。

曾经的我也是如此。上学时,我常常饥一顿饱一顿,而且吃得特别快,还喜欢空腹喝奶茶和咖啡,喜欢吃各种夜宵……结果就是,我早早就患上了慢性胃炎,直到现在依然深受其害。那时候完全没有健康意识，如果当时的我能够预见现在每一次胃痛有多痛苦，肯定会收敛许多。

有句话说"年轻时用命换钱，老了用钱买命"，如果留意一下身边的人，就不难发现老一辈中很多人都在重复这样的悲剧。

如果把人生比作一场马拉松，能否从容地跑完全程，关键在于持续性，这就要求我们要有全局观，而不应该在前半程就把体力用完。无论是为了一时的享乐还是因为一时的压力，都不要过度透支身体，而要从年轻时起就有意识地关注健康问题，学会养生。

养生要有知识储备

养生需要具备科学的知识才能做到游刃有余、事半功倍。如果只想着"我要养生"，却不学习科学的养生知识，不讲究方式、方法，可能会陷入各种各样的误区，导致事倍功半，甚至做得越多错得越多，离健康越来越远。

这些年，"养生"这个话题的讨论度非常高。在社交平台上，总是有人转发一些标题耸动的微信公众号文章，诸如"牛奶致癌，中国人别再被骗了""酸性体质是百病之源！要多吃碱性食物""螃蟹和柿子一起吃，毒过砒霜"……

看到这些显而易见的谣言、伪养生理论，更激发了我坚持做好健康科普的动力。

养生要坚持

养生不是一蹴而就的事，而是要养成习惯，变成日常的、可持续的生活方式。就我自己的经验来讲，能让我坚持下去的事必然是我认为它对我有利，并且执行起来相对容易的。因此，方法的可持续性很重要。

比如，在控制体重这件事上，一些极端的方法如严苛的节食，通常都会让人很痛苦，从而难以持续下去，而相对柔和的均衡膳食、控制热量法，只需调整饮食结构，减少一部分热量的摄入，三餐都能正常吃，因此更容易坚持。

这就又回到上述我提到的，我们必须先学习和储备关于养生的知识，知道怎么做才是正确的，再从正确的方法里挑选适合自己的。

所以，养生就是先有健康意识，形成动机，再用知识储备找对方法，然后坚持下来养成习惯。

本书书名是《做一个长寿的年轻人》，其实是一个打趣的说法。事实上，长寿与多种因素有关，但通过调整饮食，进而改善健康状况、预防多种常见疾病，却是每个人都能努力做到的。

自序 提到养生时，我们在谈论什么

希望每一位年轻人都能学会爱惜自己的身体，因为我们的目标不仅仅是长寿，更是拥有人生各个阶段的高品质的生活质量。

本书着重在"吃"的方面给年轻人一些养生指导意见，并给出基于科学研究的健康知识，旨在唤醒年轻人的健康意识。让大家在追求健康的同时轻松一点、高效一点，少走弯路和错路，是本书最大的价值。

芝麻酱

2024年8月

目 录
◎ Contents ◎

第一章
我们正身处一个慢病时代

慢病高发,都怪现代人吃得太饱了 / 003

"穷癌"和"富癌",与饮食习惯有关 / 007

七大营养素,人体健康的基石 / 010

第二章
饮食方法论

膳食模式 / 015

中国人的营养共性问题 / 018

饮食方法 / 038

第三章
有争议的食物

牛奶 / 055

奶茶 / 060

咖啡 / 068

蜂蜜 / 076

燕窝 / 079

代糖 / 084

猪油 / 091

第四章
营养补充剂

营养补充剂，用还是不用 / 099

维生素 C，当之无愧的 "C 位" / 105

维生素 B 族，人体最强辅助 / 113

维生素 A 和维生素 E，不要盲目补充 / 120

维生素 D，终身补充 / 125

千万别等老了才补钙 / 135

不可或缺的鱼油 / 141

第五章

食品安全

隔夜菜、隔夜西瓜到底能不能吃 / 149

如何正确使用冰箱 / 153

9人中毒，无一生还：发酵食品别随意自制 / 164

餐馆卖拍黄瓜被罚 5000 元的背后 / 171

细菌性食物中毒有哪些 / 173

为什么不建议在水龙头下冲洗生肉 / 180

第六章

女性特别篇

如何有效护肤 / 185

经期养生必知 / 192

如何调控雌激素 / 196

贫血：女性的一生之敌 / 201

如果你想生孩子 / 204

后记 / 211

第一章

我们正身处一个慢病时代

慢病高发,都怪现代人吃得太饱了

我们正生活在一个慢病时代,现代人的生活方式与过去相比发生了巨大的变化。随着科技的进步和社会的发展,生活变得越来越便捷,但同时也给我们自身带来了一系列健康问题,慢性病患病、发病和死亡人数不断增多。

慢性病是指持续时间较长、进展缓慢、病因复杂的疾病,如高血压、糖尿病、心脏病、癌症等。与传染病不同,慢性病的发生与生活方式、环境、遗传等因素有关。现代人生活节奏快,工作压力大,饮食不规律,饮食结构不佳,饮食营养不良,缺乏锻炼,经常熬夜等,是导致慢性病高发的主要原因。

2019年,我国因慢性病死亡的人数占总死亡人数的88.5%。2020年发布的《中国居民营养与慢性病状况报告》显示:在中国18岁以上居民里,糖尿病患病率已经高达11.9%,高血压患病率高达27.5%,且呈年轻化趋势。同时,18岁以上居民里还有超过一半的人口超重或肥胖。

做一个长寿的年轻人

只列数据可能很多人完全没有概念。以我家为例，我的上一代，也就是我父母双方兄弟姐妹加起来一共9人，年龄都在50岁左右，目前已经有6人血糖偏高，其中4人确诊了糖尿病。我和我妈聊天时说道，为什么我们家这么多人得糖尿病，是不是家族有糖尿病基因？我妈说没有，因为我的外公外婆、爷爷奶奶那一代人虽然也有各种疾病，但如此高发的糖尿病在那个年代是没有的。于是我们得出结论：要怪就怪现在的人吃得太好、太饱了，都是"富贵病"！

往上追溯两三代人，那时候国人从事体力劳动的比例比现在高得多，食物相对匮乏，吃不饱饭的现象非常普遍，很多家庭无法像现在这样经常吃大鱼大肉，加工食品也很少见，餐食大多以天然食品为主。现代人虽然没有了当年那种程度的体力和热量消耗，却摄入了更高的热量，于是更容易积累脂肪，导致肥胖人口数量逐年上升。而且现代人主食吃得更精细，其升糖指数更高。以前多吃粗粮，现在不仅白米、白面等精制碳水在饮食中占比更高，还有随处可见的添加糖，长期血糖飙升就可能导致人体代谢异常，更容易使人患上糖尿病等代谢类慢性病。

此外，随着城市化进程的加快，社会分工的细化和食品工业的发展让我们的饮食中出现了更多的工业食品，它们逐渐代替了纯天然食物。倒不是说工业加工的食品就一定不如纯天然食品，只是大部分加工后的食品往往具有更高的热量、更多的糖和脂肪，以及更单一的营养结构，由此导致的后果便是：现代人一方面容易能量过剩，另一方面却可能存在部分营养素不足的问题。营养失衡，健康当然会出问题。

不过，慢性病高发，各类慢性病人群逐年扩大，并不意味着现代人的整体健康水平不如过去；并不是以前的人生病少，而是公共卫生水平的发展让现代人均寿命变得越来越长，人们更容易活到慢性病高发的年龄。另外，体检的普及和大众健康意识的提高，也让很多疾病更容易被发现。

得益于社会和科技的发展，我们有机会获得更长的寿命，却也面临着更大的慢性病挑战。在《"健康中国2030"规划纲要》里，卫健委提出，2030年我国人均预期寿命的目标是79岁。等"80后""90后"老了，也就是三五十年后，人均寿命只会更长，而人在50岁以后患上慢性病的概率将大大上升，75岁后将会有更大的概率患一种或多种慢性病。我们必须面对的现实是：我们在衰老之后，很可能要和慢性病共存很长时间。

人生是一场长跑，时间越久，人和人之间越能拉开差距，尤其是在健康方面，进入中老年阶段后，不同的人会呈现不同的身体状态。是否患有慢性病，从多少岁开始患病，病情的严重程度，都将极大地影响人生后半场的生活质量。

作为年轻人，现在能做的就是重视健康，早点开始养生，让我们的身体能健康使用的年限尽可能长一些。这决定了我们老了之后是"老当益壮",还是只能病恹恹地"扶我起来试试"。

身体是一切的本钱,健康是人生最大的投资。

"穷癌"和"富癌",与饮食习惯有关

各种慢性病里,最让人忌惮的恐怕就是癌症。

有人把癌症分为"穷癌"和"富癌",这是因为疾病受生活习惯影响,而生活习惯又受经济条件和社会环境影响,不同类型的癌症在经济水平不同的人群中发病率存在明显差异。

在全球范围内,可以将发达国家发病率更高的癌症归类为"富癌",而将发展中国家或欠发达地区发病率更高的癌症归类为"穷癌"。我国癌症中心数据显示,"富癌"在城市地区更高发,而"穷癌"在农村地区更高发。

癌症的病因很复杂,与遗传、环境、生活习惯等都有关联。所谓"穷癌""富癌",并不是严格的科学概念,而是一种俗称。"穷癌"指的是穷人更容易得的癌症,比如肝癌就是典型的"穷癌",在农村地区发病率远高于城市。肝癌往往和乙肝病毒感染导致的病毒性肝炎有关,是由于相对于城市来

说，农村地区对肝炎的防治意识淡薄，乙肝疫苗的普及率较低，人们对乙肝病毒的防范措施不到位。另外，不良的饮酒习惯、吃发霉变质或带有寄生虫的食物等，也会增加罹患肝癌的风险。胃癌、食管癌等上消化道癌症，和农村常见的不良饮食习惯有很大关系。

我老家是农村的，小时候家里没冰箱，吃剩的肉和菜放臭了、发霉了，家里老人也舍不得倒掉，每年做一次腊肉能吃一整年，厨房里各种老泡菜坛子，萝卜、青菜、豆豉、辣椒应有尽有，平时吃的东西有很大一部分都是这些高盐的腌制食品。村里几乎家家如此。

现在农村虽然比以前的生活条件好了很多，但以往的一些饮食习惯仍然保留了下来。变质、腌制、烟熏、高盐食物，未经过滤和消毒的饮用水，在今天的农村地区仍然普遍存在，而这些都是消化道癌症的致病因素。饮食中的致癌物首先会接触上消化道，导致上消化道病变风险增加。

常见的"富癌"有胰腺癌、结直肠癌、乳腺癌等。很多人在生活水平提高后，容易养成高糖、高脂、红肉多、膳食纤维少的不良饮食习惯，加上缺乏运动导致能量过剩，引发肥胖或其他代谢异常，最终罹患"富癌"。

"穷癌"和"富癌"之分背后反映的是不同的生活方式，尤其是饮食习惯与疾病之间的强关联。饮食中接触的有害物质，以及饮食营养失衡，是危害健康的重要原因。还有很多非饮食方面的原因会导致健康受损，比如基因层面的先天性因素及其他内源性因素，只不过相比而言，培养健康的饮食习惯绝对是一件"付出小，回报大"的事情。

七大营养素，人体健康的基石

　　维系身体正常运转的有七大营养素，分别是蛋白质、碳水化合物、脂肪、维生素、矿物质、膳食纤维、水。以前营养学上只有六大营养素的说法，后来人们发现膳食纤维虽然不提供热量，不能被人体直接吸收利用，但它有助于肠道健康——既能维持菌群平衡，还能影响其他营养素的消化吸收，在整个消化系统中发挥着不可忽略的作用，于是有学者提出把它列为第七大营养素，后来这一说法逐渐获得认可。

　　提到营养素，很多人最关心的就是营养不良。我们需要先了解什么是营养不良，先破除一些认知误区——营养不良不仅是营养素缺乏，还可能是营养素过量。准确地说，营养不良应该叫作"营养失衡"。

　　网络上常常看到这样一种说法："现代人哪里还缺营养啊，都是营养过剩！"这种说法是错误的。现代人大多数的确不缺乏食物，甚至很可能能量过剩，但能量过剩和某几种营养素过剩不等于其他营养素也不缺乏。

实际上，现代人营养不良的具体表现通常为碳水化合物、脂肪等营养素过剩，而部分维生素、矿物质等缺乏。不同的人在不同饮食习惯下会表现出各种复杂的情况，营养失衡现象非常普遍且多样。世界卫生组织为此提出了"隐性饥饿"的概念。不同于我们能明显感受到的胃部的饥饿，隐性饥饿指的是人体摄入的食物能够提供足够的热量，但缺乏部分营养素，尤其是微量营养素，而且很难被察觉。

营养素缺乏根据其严重程度大致可以划分为2个等级。

一种是比较严重，人体出现明显的症状，需要治疗的，叫营养缺乏症。比如，维生素A缺乏症的表现是皮肤干燥脱屑、角化过度，眼睛干涩、夜视力下降（夜盲症），未成年人生长发育迟缓等。出现以上可疑症状，且医学检验血液中维生素A的含量低于200微克/升时，就可以确诊为维生素A缺乏症。

另一种叫边缘性缺乏，即缺乏的量不多或缺乏的时间不长，还没有出现明显的症状，可能会感到不舒服，但还没达到需要治疗的程度，只需进行营养干预、调整饮食即可。比如，长期缺乏维生素C会导致坏血病，严重的会致人死亡。大航海时代，死于坏血病的水手不计其数。过去了数百年，我们依然能够在各种历史资料中感受到它的可怕。也许我们身边已经很少有坏血病患者，但边缘性缺乏维生素C是很多人的现实情况——

蔬菜、水果吃得少的人都有可能缺乏维生素C。

边缘性缺乏的可怕之处在于，它不一定会带来明显的身体不适，因此很难被察觉。普通人日常即便感到有些身体上的不适，也不一定会把它和缺乏某种营养素联系到一起。如果不对边缘性缺乏进行干预，会给人体带来长期、慢性的危害。

边缘性缺乏直接危害不大，潜在危害又不好评估，即便怀疑自己有问题，去看医生时，医生通常也不会给出治疗建议（大部分情况确实也不需要治疗），大概率会嘱咐平时注意应多吃点新鲜的蔬菜、水果。

任何疾病都是预防大于治疗。每个人都是自己健康的第一责任人，日常生活中应该多注意自己的健康状况，在疑似存在边缘性缺乏时就有针对性地进行营养干预，调整自己的饮食，避免发展为更坏的结果。

第二章 **饮食方法论**

膳食模式

所谓膳食模式，其实就是一个人的饮食结构和习惯：每天吃什么食物，荤素怎么搭配，食物怎么烹饪，每种食物摄入的频率和分量，等等。

根据荤素食物分类，可以把膳食模式分为以下3种。

动物性食物为主型

此膳食模式常见于欧美等经济发达国家和地区，主要特征是以动物性食物为主，肉蛋奶占比高，营养构成特点为高能量、高蛋白、高脂肪、低膳食纤维（简称"三高一低"）。这是很多欧美人还没意识到健康饮食重要性的年代里的传统饮食模式，现在的很多西式快餐就是这类膳食模式的典型代表。

这种膳食模式的优点是蛋白质、矿物质、维生素等较为丰富，最大的缺点则是容易诱发肥胖症、高脂血症、冠心病、糖尿病、脂肪肝等慢性病。

植物性食物为主型

此种膳食模式多见于亚洲和部分非洲国家及地区，主要特征是以植物性食物为主，动物性食物较少。我们国家在吃不起肉的穷苦年代，大多数人采用的就是这种膳食模式。

这种膳食模式的缺点是蛋白质和脂肪摄入较低，某些矿物质和维生素摄入不足，容易导致各种营养缺乏病。

动植物性食物平衡型

此种膳食模式由动物性食物和植物性食物平衡构成，既可以满足人体对营养素的需求，又可以预防慢性病，已成为世界各国调整膳食结构的参考。

实际上，还有一些著名的膳食模式，如地中海饮食、DASH饮食等，近年来都备受推崇。这些健康膳食模式都与动植物性食物平衡型模式较为接近，只不过在荤素搭配的基础上各有特色。

大体而言，上述3种膳食模式中，第一种是欧美人的传统饮食模式，第二种是中国人的传统饮食模式，第三种才是现代人应该追求的健康膳食模式。

随着对医学和营养学的不断深入研究，我们慢慢了解到，在健康饮食方法论上，我们不可完全照搬西方的经验或是过度参考西方国家的膳食指南,而应该根据自身的现状进行分析,因地制宜地改善我们的膳食模式。

美国有美国的膳食指南,我国有我国的膳食指南,其目的都是根据本国人的饮食习惯,在本国人原有的传统饮食模式上进行修正和改良,以形成更健康的均衡饮食模式。

在从植物性食物为主型转变为动植物性食物平衡型的过程中,必须警惕矫枉过正的问题。现在,越来越多的国人习惯了大鱼大肉,过多摄入深加工食品,导致膳食模式趋于西方化。这是我国各种慢性病发病率上升的重要原因之一。

中国人的营养共性问题

找到饮食结构中的缺陷,才能有针对性地进行调整改善。在我国,相关部门每年都会做关于居民营养与健康的调查研究,这些研究既能帮助相关部门制定群体性的公共卫生政策,也能让个体对照调查结果对自身的膳食问题进行合理改进。

"盐"值爆表

我们饮食里最大的不健康因素是什么?"盐摄入太多"得排进前三。

我国居民的平均盐摄入量一直居高不下。2012年中国居民营养与健康状况监测结果显示,我国人均每天食盐摄入量为10.5克。2020年中国居民营养与慢性病报告显示,我国人均每天食盐摄入量为9.3克。

虽然这9年时间内,人均每天的食盐摄入量有所下降,但与《中国居民膳食指南》推荐的人均摄入量不超过5克相比,食盐摄入量依旧几乎超标了1倍。

我们所说的盐摄入过多其实是指钠摄入过多。2019年，著名医学期刊《柳叶刀》上刊登的一项研究报告指出：中国人存在钠摄入过多的问题，并且高钠问题在中国人的健康危害因素中排到了第三位。该榜单中排名第二的是高血压，而钠摄入过多本身也是高血压的独立风险因素，可见钠摄入超量的危害之大。

实际上，盐摄入过多不仅会增加高血压的发病风险，也会增加脑卒中、胃癌等的发病风险。

日常饮食中，除了食盐，还存在各种各样的"隐形盐"，如酱油、蚝油、豆豉、味精、鸡精、高汤粉等，都属于高盐调味品。

在很多加工食品中，各种含有钠的添加剂也属于"隐形盐"，如加工食品配料表中常见的碳酸钠、磷酸钠、柠檬酸钠、亚硝酸钠等，都属于钠盐。因此，薯片、方便面、辣条、泡椒凤爪、豆干、小鱼干等咸味食品都属于高盐食品，应该限制食用。要多吃新鲜原味的食物，少吃腊肉、腌鱼、咸菜、西式培根、罐头菜品等咸味加工食物，因为这些食物不仅含盐量非常高，还可能含有其他不健康物质。

人的味觉是可以培养的，平时少吃高盐食品，减少烹饪用盐，有意识地吃得清淡点，味觉也会逐渐适应清淡口味。

无处不在的油脂陷阱

人体摄入的脂肪主要有两大来源：一是天然食物中本身含有的脂肪，二是烹饪时人为添加的脂肪。

天然食物如肉类、坚果、牛奶等，本身含有脂肪，但其营养成分比较多样，能提供其他很多重要的营养素。比如三文鱼、金枪鱼等深海鱼类，富含ω-3脂肪酸，对人体健康大有裨益，是应该增加摄入的脂肪种类。需要注意的是，生活中的烹饪用油属于纯脂肪，而我国居民人均每天烹饪用油使用量却严重超标。脂肪摄入过多直接的影响是可能增加肥胖发生的风险。另外，有一些"坏脂肪"会给人带来更多、更严重的健康危机，如反式脂肪酸摄入过多会增加患心血管疾病的风险。

控制脂肪摄入过多，需要我们在家做饭时减少烹饪油的使用量，在外就餐或选择零食时有意识地避开高油食品。

和"隐形盐"一样，很多食品也富含"隐形脂肪"，如各种奶白色的肉汤——羊汤、鱼汤、鸡汤等。很多人以为肉汤很有营养，但其实里面大部分都是脂肪，"奶白色"不过是脂肪乳化的结果。蛋黄酱等膏状的沙拉酱也是脂肪乳化后制成的，其中脂肪含量可能超过50%，所以当你面对一盘减脂沙拉时，如果不知情地加了很多这种沙拉酱，不仅无法减脂，还会让你变得更胖。

钟爱畜肉

畜肉又叫红肉，指烹饪前呈现红色的肉类，如猪肉、牛肉、羊肉等。

近年来的调查结果显示，我国居民畜肉、禽肉、鱼和蛋类的食用比例失衡，畜肉摄入量过高，尤其是猪肉。

畜肉富含动物蛋白，适当食用有益于健康，但其脂肪含量较高，尤其是饱和脂肪酸占比高，摄入过多会增加心血管疾病的风险。过于钟爱畜肉，会挤压禽肉、鱼虾等的食用空间：目前，我国居民禽肉摄入量未达推荐量，鱼虾摄入量则严重不足。

畜肉的加工产品种类丰富，如腊肉、香肠、火腿、培根、猪肉脯、牛肉干等深加工食物，存在高盐等弊端。研究表明，吃太多畜肉可能会增加2型糖尿病、结直肠癌、肥胖的发生风险，食用腊肉和培根等烟熏肉还可能增加胃癌、食管癌的发生风险。

酒精之"恋"

我国有历史悠久的酒文化，再加上备受年轻群体青睐的"酒吧文化"，导致我国居民饮酒率和饮酒量一直居高不下。

过量饮酒指日均酒精摄入量大于15克。15克酒精是什么概念？大家可能乍一看不清楚。15克酒精相当于4°啤酒约450毫升，12°葡萄酒约150毫升，或38°白酒约50毫升。

尽管喝酒有害健康的观点早已深入人心，但另一个关于"饮酒健康"的说法也广为流传。有传言说，适量饮酒有益健康，尤其是红酒。据说，睡前一杯红酒能起到助眠和保护心血管的功效。

事实真的如此吗？其实这些说法都是伪科学。酒精早被证明是一类致癌物，无论是白酒、红酒还是啤酒，喝多喝少，对身体都没有好处。那些鼓吹"饮酒健康"的论调，无论哪种酒类，要么未经证实，要么只关注某个指标而忽略其他更多的潜在危害。哪怕喝酒真的有一点点正面的作用，不管起作用的是酒精本身，还是酒里含有的其他物质，其正面作用跟酒精的负面作用比起来都是弊大于利的。

如果是为了快乐而饮酒，那还说得过去，毕竟饮酒如果非要说有正面作用的话，只能是精神上的。有时小酌几杯可以让人心情愉悦，但如果陷入误区，错把饮酒当养生，那可就大错特错了。

喜"精"厌"粗"

我国居民主要以粮谷类为主食，粮谷类富含碳水化合物，是人体能量的主要膳食来源。近年来的营养调查显示，我国居民粮谷类食物的摄入总量比较适宜，但结构较差，主要表现在

第二章 饮食方法论

精白米面等精细谷物吃得太多,全谷物、杂豆类吃得太少。

全谷物指的是完整保留谷皮和胚芽的谷物,比如只去掉谷壳而保留了谷皮和胚芽的糙米就是全谷物,完整的小麦粒、大麦粒也是全谷物。这里存在一个误区:有人认为全谷物要保留完整的结构,如果磨成粉就不能叫全谷物。其实不然,用完整麦粒研磨成粉的全麦面粉也属于全谷物。

为什么提倡多吃全谷物?因为只有吃全谷物才能获得谷物的全部营养。谷物外层结构(主要是谷皮和胚芽)不仅富含膳食纤维,还含有B族维生素和维生素E,以及矿物质、不饱和脂肪酸等多种营养素。精白米面去掉了富含多种营养素的外层结构,只保留了谷物的胚乳部分,胚乳里除了丰富的碳水化合物,其他营养素少了很多,营养结构过于单一。

其实,增加全谷物的摄入量很简单。在日常饮食中,要刻意减少精白米面的摄入量,家里常备各种全谷物,如大麦、黑麦、糙米、燕麦、藜麦等,还有杂豆类,如绿豆、红豆、扁豆、腰豆等,平时煮饭时,可以根据自己的喜好在白米里适当加一些全谷物或杂豆类。

拿我自己来说,我热衷于每天都煮不一样的花式米饭。喜欢吃面食的朋友可以把白面食品换成各种带颜色的粗粮面食,比如把白面条换成荞麦面,把白馒头换成全麦馒头等。早餐也要尽量选择全麦麦片、全麦面包、杂粮粥等用全谷物做成的食物。

蔬菜没吃对

我国的传统膳食模式以植物性食物为主。我国幅员辽阔，蔬菜品种非常丰富，产量也很高，在这样的背景下，居民蔬菜消费量比大多数国家高，但仍然存在两个方面的问题。

一方面，随着生活条件的提高，人们对肉类的摄入量变多了，对蔬菜的摄入量变少了。另一方面，蔬菜和全谷物类一样，摄入的总量虽然不少，但结构占比不均衡：蔬菜中浅色蔬菜占了大多数，深色蔬菜摄入占比不足。

2000—2018年的调查数据显示，我国居民蔬菜摄入量呈现逐年下降的趋势，到了2018年，中国成年人人均每天的蔬菜摄入量只有249.1克。虽然这个数字与每天300克的推荐摄入量相比只差了一点点，但从摄入深色蔬菜和浅色蔬菜的比例上来看，中国人每天吃的249.1克蔬菜里，深色蔬菜只有55.9克，浅色蔬菜有193.2克，由此可见，我国居民深色蔬菜吃得太少。有研究表明，深色蔬菜摄入量占蔬菜总摄入量的1/2以上更健康。

为什么摄入深色蔬菜比浅色蔬菜更健康？

蔬菜的颜色反映了它的营养素和化学物质的种类和含量。我们从蔬菜中获取的营养素主要是维生素C、B族维生素、维生素E、膳食纤维、各种矿物质和植物化学物等。

深色蔬菜指的是深绿色、红色、橘色、紫红色和黑色的蔬菜，一般而言，深色蔬菜比浅色蔬菜含有更多的营养素，深色蔬菜的维生素C和B族维生素、矿物质的含量通常更高。另外，不同的颜色往往还代表着不同的营养素，颜色越深，说明这些营养素的含量越高。

红色和橘色通常说明该蔬菜含有较多的胡萝卜素、叶黄素、番茄红素等，如胡萝卜、彩椒、番茄等；深绿色通常说明该蔬菜含有较多的叶绿素、钙、镁等，如西蓝花、油菜等；紫红色或紫黑色通常说明该蔬菜富含较多的花青素，如紫甘蓝、茄子等。花青素具有清除自由基、抗氧化等功效。

这些色素不仅表现为视觉上的颜色，其本身也是有利于人体的化学物质，因此，深色蔬菜在营养上更具优势，而浅色蔬菜中这类带颜色的营养素通常少得多。哪怕是同样的品种，深色的也代表有更高的营养素含量，比如韭菜，深绿色的韭菜长在阳光下，通过良好的光合作用积累了较多的营养素；而浅黄色的韭菜（通常称为韭黄），是通过人为遮光，让其生长在缺少阳光的荫蔽里，不能进行充分的光合作用，因此积累的叶绿素和其他营养素自然也较少。

为了健康，要有意识地多选择各类深色蔬菜，把深色蔬菜摄入量提升到蔬菜摄入总量的1/2以上。我认为，许多人在营养方面存在的问题主要是缺乏知识，不知道如何去改进。但是当我们掌握了这些知识，就应该去践行。

水果吃太少

我国居民水果摄入量也很低。水果的推荐摄入量是每人每天200～300克，而2018年的调查数据显示，我国居民平均每人每天实际只吃了46.6克水果，连50克都不到。水果和蔬菜的营养价值类似，但侧重点略有不同。水果和蔬菜一样，都含有丰富的维生素C、各种矿物质和植物化合物，但是水果含有芳香物质和香豆素等植物化学物质，这些都是蔬菜所没有的。

从吃的方式来说，一般情况下，蔬菜需要烹调加热。受烹调影响，蔬菜的部分营养素会有所损失，比如维生素C会损失大约一半，不过这仍然比大多数水果的维生素含量高。

水果大多数不用加热，可以直接生吃，营养素损失较少。正因为吃的方式不同，吃水果时人体会直接吸收水果的营养物质，基本不会摄入油、盐，即脂肪与钠会少一些，而吃蔬菜时会吃到更多的脂肪与钠。

什么时间吃水果比较合适？

有人说早上吃水果好，也有人说晚上吃水果好；有人说饭前吃，也有人说饭后吃……其实对于普通人来说，水果想什么

第二章 饮食方法论

时候吃就可以什么时候吃。

有一种说法是，饭前吃水果可以减少正餐的摄入量，从而实现减肥的目的。其实这种说法也不完全对。水果确实含有大量水分和膳食纤维，饭前吃可以增加一点饱腹感，不过对于"大胃王"来说，饭前水果可能会让他更开胃，反而会增加正餐摄入量，更何况，有些水果的热量有可能比正餐的热量还要高。所以，控制热量总量要从整体上来看，抛开其他变量讨论什么时间吃水果没有任何意义。

当然也存在一些特殊情况，例如，鞣酸多的水果不适合空腹吃，如水果柿子；胃溃疡或胃酸过多患者不宜空腹吃含有大量酸的水果，如柠檬、山楂；果糖不耐受者，不宜空腹吃含果糖高的水果，否则容易引发腹泻。

就我个人而言，我喜欢早餐时吃水果，或者在正餐之外把水果当作零食来吃，比如下午三四点，或者晚上吃完晚饭后又饿了，这时候吃点水果，解馋又解饿。

果汁的营养价值和水果一样吗？

有些人懒得吃水果，却喜欢喝果汁，认为果汁也是一种健康饮品。其实果汁无法代替新鲜水果，其营养价值不如新鲜水果。

这里只讨论鲜榨果汁。水果被打成果汁后损失了几乎全部的膳食纤维和部分维生素，却保留了几乎全部的糖分，因此过滤后的果汁糖分较高，热量密度大，血糖生成指数（GI）高。相较于水果，喝鲜榨果汁不是一个健康的选择。但如果实在吃不下足够的水果，喝鲜榨果汁也是一个选择：第一，喝果汁比完全不吃水果要好；第二，果汁比其他含糖饮料更健康。所以，果汁也算得上是半个健康饮品，但是在选购时最好选择不滤渣的鲜榨果汁或包装果汁。

水果和蔬菜可以互相代替吗？

尽管水果和蔬菜总是被人相提并论，它们的营养成分似乎也差不多，但实际上水果和蔬菜的营养差距还是有的，不能相互替代。

总体来说，蔬菜中的微量元素和膳食纤维含量较高，糖分较低，水果中的水分和糖分通常较高。另外，水果多生食，蔬菜多熟食，这也导致人们吃水果和蔬菜时获取的维生素和一些生物活性物质的含量有一定的差距。为了获得均衡的营养摄入和最佳的健康效益，建议在日常饮食中适当区分并合理搭配水果和蔬菜，而不是简单地将它们视为可互换的食物。

水果、蔬菜一定要吃应季的吗？

网络上有很多养生文章说，水果、蔬菜要吃应季的，难道反季节的水果、蔬菜吃了会对身体不好吗？并不会。其实应季水果和非季节水果在营养和食品安全上差距并不大，但在价格上差距很大：反季节蔬菜、水果主打就是贵！

现代农业用一些技术手段让水果和蔬菜提前或延迟上市，甚至反季节上市，一些人认为"凡不天然必有妖"，反季节肯定不行，一定是用了很多"高科技"，所以不敢吃。其实完全没必要担心。反季节蔬菜、水果在成分上与应季水果没有任何不同，有的反季节蔬菜、水果的品质甚至还要更好一些，毕竟价钱贵，种起来会更用心；许多人担心农药残留超标问题，其实由于大棚与外界隔绝，病虫害更少且更好控制，所以相比应季的水果和蔬菜，反季节水果、蔬菜使用农药会更少。

还有另外一种情况就是，用储存手段把某种应季水果保存久一点以延迟上市，这就要看水果的品种和保存情况：一些耐储存的水果本身就可以放很久，且品质不会变差，而一些水果放久了可能会变得不新鲜，因此要学会分辨。事实上，只要不在意价格，反季节蔬菜、水果想吃就吃。

饮奶量极低

在我列举的这几种中国人没有吃够的食物里，奶类是最缺乏的。中国人长期以来饮奶量严重不足，不仅远低于膳食指南推荐水平，也远低于世界平均水平。

做一个长寿的年轻人

《中国居民膳食指南》建议每人每天喝300克纯牛奶或相当于300克纯牛奶的奶制品,然而,2018年的营养调查数据显示,目前中国人每天奶类摄入量只有27.9克,连推荐摄入量的1/10都不到!2018年中国奶业质量报告显示,中国人均乳制品消费量折合成生鲜奶为34.3千克,约为世界平均水平的1/3。

造成这一情况的因素有很多,一是大多数国人的传统饮食中没有饮奶的习惯,二是大多数国人存在乳糖不耐受问题,三是国人对牛奶的营养价值的认识不足,四是国内关于牛奶的谣言泛滥。我常常撰写科普文章,致力于向大众普及喝牛奶的益处,然而我遇到了非常大的阻力:许多人不愿喝牛奶,并且能找到各种各样的理由。这些理由中不乏阴谋论,例如:"牛奶并非如宣传的那么好,甚至可能致癌""牛奶的推广仅仅是商业公司为了追求利益而误导消费者的行为"等等。

牛奶到底有什么营养价值,为什么国家、医生、营养师都在呼吁大众喝牛奶?

很多人误以为牛奶的主要营养价值是蛋白质,认为吃肉、吃鸡蛋就有蛋白质,为什么还要喝牛奶呢?这是错误的认知。虽然牛奶中有优质蛋白,还含有维生素B等其他多种营养素,但牛奶的核心营养价值其实是钙。与我国极低的人均饮奶量相对应的是,中国人普遍膳食钙缺乏严重。成年人每天膳食钙的推荐摄入量是 800 毫克，而中国人人均钙摄入量连 400 毫克都没有达到。因此，补钙才是推广大众喝牛奶的最大意义。

喝够足量的牛奶，中国人缺钙的情况就能得到改善吗？答案是肯定的。每 100 克牛奶中含有 100 毫克钙，并且牛奶中的钙更有利于人体吸收，可谓是补钙神器。

只有儿童和老年人需要喝牛奶，成年人不需要喝牛奶吧?

很多人误认为牛奶只适合老年人和儿童饮用，成年人不需要摄入。实际上人的一生中每个阶段都需要充足的钙质，全年龄段的人都应该重视补钙，都应该把牛奶当作日常饮食的重要组成部分。

乳糖不耐受怎么办?

很多人喝了牛奶后会出现肠胃不适等症状，是因为大部分中国人都有乳糖不耐受基因。脱离婴幼儿时期后，这种基因会让人的肠道内缺乏乳糖酶，无法很好地消化牛奶中的乳糖，过多的乳糖短时间内在肠道内堆积就会出现乳糖不耐受症状，最常见的表现是拉肚子和胀气。

一般认为，出现这种基因是因为作为哺乳动物，人类只有在婴幼儿时期才喝奶，断奶之后就不再需要消化乳糖了，于是我们的肠道就减少了对乳糖酶的分泌，这样可以避免造成不必要的浪费。

网络上有言论说："中国人乳糖不耐受的比例高达90%以上，所以中国人不适合喝牛奶！"这也是我推荐大众喝牛奶时遇到的一个常见障碍，可这是真的吗？其实很多人混淆了两个概念，即把乳糖酶缺乏和乳糖不耐受混为一谈了。乳糖酶缺乏不等于乳糖不耐受。

乳糖酶缺乏是指肠道缺乏乳糖酶或乳糖酶活性低下；乳糖不耐受是指因乳糖酶缺乏导致乳糖消化吸收不良，引发肠鸣、腹痛、产气、渗透性腹泻等症状。乳糖酶缺乏是根本原因，乳糖不耐受是外在症状，并不是所有的乳糖酶缺乏都会产生乳糖不耐受症状，也不是所有症状都很明显。

相关数据显示，3～13岁中国儿童乳糖酶缺乏发生率为87%，这个数字并不是说只有儿童会发生乳糖酶缺乏，只是大部分的乳糖酶缺乏发生在儿童期，而人一旦缺乏乳糖酶，就会终生缺乏。但也有数据显示，乳糖酶缺乏者中20%左右的人存在乳糖不耐受症状，而且乳糖不耐受症状个体差异很大。对有些人而言，在空腹的情况下，一次性喝200毫升以上的牛奶才会出现拉肚子等症状，而常见的乳糖不耐受症状是——喝了牛奶只会多放几个屁。

所以，乳糖不耐受并没有传说中那么严重，中国人确实有90%以上存在乳糖酶缺乏问题，但这并不是说中国人90%以上都存在乳糖不耐受。绝大部分的乳糖酶缺乏者都可以正常喝牛奶，因为担心乳糖不耐受就不喝牛奶相当于因噎废食。

生活中确实有部分人因受乳糖不耐受的困扰而不喝牛奶或者不爱喝牛奶，其实只要有技巧地喝，大部分人都可以减少乳糖不耐受带来的影响。

如果恰好是90%中的20%，喝了含有乳糖的牛奶就不舒服，并且出现不适症状，那么可以这样摄入每日需要的300克奶制品：不空腹喝牛奶，最好是边喝牛奶边吃东西；不要一次性喝大量牛奶，而是少量多次地饮用，避免乳糖突然大量集中接触肠道，有效降低出现不适症状的概率；可以喝针对乳糖不耐人群的去乳糖牛奶，市面上几乎每个牛奶品牌都生产了低乳糖或无乳糖牛奶；可以喝发酵后的奶，比如酸奶或奶酪制品。牛奶经过发酵后，乳糖含量大大降低，乳糖被乳酸菌分解成了乳酸。

"鱼"额普遍不足

鱼虾类食物，泛指包括鱼、虾、蟹、贝等在内的动物性水产品。2021年发布的《中国居民膳食指南科学研究报告》显示，中国人均水产品摄入量长期以来都很低，鱼虾类食物是我国居民饮食中一个亟待改善的缺口。我国膳食指南对鱼虾类食物的推荐摄入量是每人每天不少于40克，而调查显示，只有不到1/3的人能达到这个标准。中国目前每人每天摄入量只有24.3克，差距很大，并且农村居民相比城市居民这种情况更为严重。

我国居民的动物性食物的结构不太好，畜禽肉仍然占据主导，尤其是畜肉占比较多，鱼虾类占比很少。鱼虾类摄入量从1992年到现在经历了一段时间上升后，近年来略有下降。相信很多人都听说过吃鱼更健康，全世界范围内有许多研究都证明了这一点。鱼肉与健康的关系研究显示：多摄入鱼肉不仅可以降低成年人的全因死亡风险和脑卒中发病风险，还可以降低老年人痴呆即认知功能障碍的发病风险。

摄入鱼虾等水产品之所以更健康，主要是因为它们在富含优质蛋白的同时通常脂肪含量较低，尤其是饱和脂肪含量较低。鱼类中的脂肪酸构成以不饱和脂肪酸为主，并且许多鱼类里还含有ω-3脂肪酸，这种脂肪酸对人体有很多好处，具有抵抗炎症、保护心血管等功效。

水产品无论是购买、储存还是烹饪处理等环节，相对来说都比猪肉麻烦，有些内陆地区还不太好购买海鲜，而且海鲜的价格相对也比较贵，这可能是导致大家不经常吃鱼虾类水产品的原因之一。

鱼虾类推荐摄入量是每人每天40～75克，如果觉得每天都吃很不方便，可以改成每周吃2次，一周摄入鱼虾类的总量为

300～500克就可以。鱼虾类不好处理，现在很多年轻人都没有杀鱼的经验，而且鱼还不容易保存，一条鱼买回家如果一顿吃不完，剩下的不管是冷藏还是冷冻，风味都大不如前。好在现在的菜市场大多提供宰杀、切块等基础服务，超市里也有越来越多的冷冻鱼虾类产品，其中不乏预制菜和半成品，这些也是不错的选择。有条件的还可以选择不饱和脂肪酸含量稍微高的海鱼，如三文鱼、黄花鱼、海鳗鱼等，都是不错的选择。

大豆没吃够

大豆在中国饮食中占有举足轻重的地位，除了直接吃豆子外，还有五花八门的豆制品：豆浆、豆腐、腐竹、千张等。即便如此，中国人的大豆类食品摄入量仍未达到营养膳食指南推荐的水平。

大豆富含丰富的蛋白质且蛋白质质量较高，大豆蛋白的氨基酸结构接近动物蛋白，属于完全蛋白质。在农耕年代，大部分老百姓无法做到天天吃肉，但大豆和豆制品是他们更容易获得的优质蛋白质。即使是在今天，大豆也是素食主义者获取完全蛋白质的主要来源。

除了蛋白质之外，大豆中还含有大豆磷脂、大豆异黄酮、膳食纤维、钙、钾、维生素E等各种营养素。大豆富含脂肪，超过85%的脂肪是不饱和脂肪酸，可以促进脂质代谢，降低血液中的低密度脂蛋白胆固醇和甘油三酯，同时还可以提高对人体有益的高密度脂蛋白胆固醇含量，能起到保护心血管的作用。

大豆异黄酮是一种结构类似雌激素的物质，也被称为植物雌激素，具有多种生物活性，不仅有助于维持人体内的激素平衡，还能改善骨密度。有研究显示，食用大豆和豆制品可以降低乳腺癌的发生率。有传言说，大豆异黄酮会导致雌激素超标，让男人变得女性化，让儿童提前性成熟，所以男孩子应该少吃大豆。这种说法属于无稽之谈。事实上大豆异黄酮展现出了独特的双向调节作用：当人体内雌激素水平过高时，大豆异黄酮有助于降低其浓度；当人体内雌激素水平过低时，它则能够促使其水平上升。因此，无论男女老少，都可以食用大豆。

在膳食指南中，大豆及坚果类被合并为一个推荐类别，建议每人每天摄入大豆及坚果类25～30克。尽管这一建议量看似不多，但调查显示，实际上大部分中国人并没有达到这一标准，能达到推荐摄入量的人群比例不到30%。作为一个豆制品如此丰富的国家，竟然出现了如此普遍的豆制品摄入不达标的问题，究竟是什么原因呢？

首先，传统的豆制品比如豆腐、豆干、腐竹等大多需要烹饪，无法直接食用，不适合年轻人快节奏的生活，豆制品看似常见，实际大家并不经常吃。其次，大豆制作的饮品比如豆浆，大豆固形物的含量不高。这些或许是国人对大豆及豆制品日常摄入频次、摄入量不足的原因。

豆浆和牛奶可以相互替代吗？

豆浆和牛奶均以丰富的营养价值而受到推崇，二者不仅含有优质蛋白，还含有脂肪，然而它们各自的营养成分和比例却存在显著性差异。大部分人日常生活中并未充分摄入牛奶和豆浆这2种饮品，所以建议在日常饮食中同时包含牛奶和豆浆，二者既不可相互替代，也不应被视为二选一的选项。

饮食方法

了解了饮食存在的群体性缺陷，就可以对照自身来修正自己的饮食模式。前人总结出的比较著名的饮食方法，有的比较接近均衡膳食模式，如地中海饮食和江南饮食；有的反馈了个人的宗教信仰或人生价值观，比如素食和素食主义；有的特殊饮食法功效性和危险性并行，比如断食和生酮饮食。全面了解各种饮食法之后，可以从中汲取有益的理念和实践，优化或调整自己的饮食模式。

地中海饮食

地中海饮食是一种风靡世界的健康饮食法，指的是意大利、西班牙、希腊、摩洛哥、法国等地中海沿岸地区的传统饮食，现在已经延伸为在这类传统饮食基础上改善而成的一套综合均衡膳食法。

20世纪六七十年代的研究发现，地中海沿岸地区的居民

第二章 饮食方法论

心脏病和其他心血管疾病的发病率远低于其他国家。这一现象引起了科学家的广泛关注。经过深入研究，科学家认为是这一地区的饮食习惯导致了这种差异。美国等国家居民的饮食习惯以高能量、高糖脂、高盐为主，导致肥胖、心血管疾病、糖尿病等慢性病高发，营养学家急需解决方案。地中海饮食一经发现，便被营养学家和媒体广泛推崇，并被树立为饮食标杆。互联网普及之后，地中海饮食风头不减，成为各大网红和健身博主的时尚生活方式。

地中海饮食，这一术语在现代社会频繁被提及，但其具体内涵是什么，对很多人而言仍然模糊不清。地中海饮食并非简单的食物组合，而是一种全面的膳食模式，食物构成包括丰富且新鲜的蔬菜和水果、未经精细处理的全谷物、海洋鱼类、橄榄油、乳制品和发酵乳制品、豆类、坚果。

丰富多样的食物品种，较为适宜的食物比例和摄入频次，追求时令的饮食习惯，以及清淡且相对简单的烹饪方式，共同构成了地中海饮食这一膳食模式。地中海饮食的核心优势在于以下几点：

（1）食物种类丰富。地中海物产丰富，食材多种多样，多种类的食物能提供更全面的营养素。

（2）以植物性食物为主。各种蔬果和粮谷类等植物性食物占了大部分，能够提供丰富的膳食纤维和各种植物化学物质，而植物化学物质有抗氧化的作用。

（3）食物新鲜度高，加工程度低。清淡烹饪可以减少营养流失，避免高盐等弊端。

（4）饱和脂肪含量低。使用橄榄油为主要烹饪油，橄榄油的不饱和脂肪酸含量高。

（5）动物蛋白质以鱼类和蛋类为主，红肉较少，减少了饱和脂肪的摄入比例。

在地中海饮食中，橄榄油是代表食物之一，而西式传统的饮食模式里包含大量食用黄油、红肉、牛奶等富含饱和脂肪酸的食物，导致肥胖和心血管疾病高发。而橄榄油含有较多的单不饱和脂肪酸，将橄榄油作为主要的烹饪用油有助于减少血液中的低密度脂蛋白水平（LDL，俗称坏胆固醇），并提高高密度脂蛋白水平（HDL，俗称好胆固醇），实现降低血脂、保护心血管的作用。

另外，橄榄油是采用物理冷榨法直接压榨橄榄鲜果得到的初榨橄榄油，保留了橄榄果中的天然香味和各种植物营养物质，不仅风味独特，且营养价值更高。初榨橄榄油更适合凉拌和低温烹饪，这也是相对健康的烹饪方式。食材和饮食习惯相互成就，是地中海饮食中很有趣的地方。

番茄是地中海饮食中的另一样代表食物，在地中海沿岸地区的传统饮食里具有举足轻重的地位，甚至可以说是万能的。

番茄的用途多样，既可以作为蔬菜烹饪，也可以作为调味品增添风味，能生吃能熟食，还能做成酱吃，从意大利比萨到西班牙海鲜饭，番茄真是无处不在。番茄是一种堪称完美的蔬菜，富含维生素C和番茄红素，味道和颜色非常百搭，更妙的是，它介于蔬菜和水果之间，生吃可以让维生素C利用率最大化，熟食可以让番茄红素利用率最大化。

番茄红素是一种类胡萝卜素，在成熟番茄中含量极高，具有很强的清除自由基和抗氧化的功效，可以降低心血管疾病和各种癌症的发生风险。番茄红素是脂溶性物质，加热后更容易被人体吸收，加入少量油脂烹饪会让番茄红素的利用率更高。番茄不仅具有酸甜味，还含有很高的鲜味物质，与植物性食物和动物性食物都很合拍，并且可以承担一部分调味的功能，菜里加入番茄不仅能显著提升味觉丰富度，还可以减少盐的用量。

江南饮食

江南饮食是近年来中国科学家提出的，是根据我国长江中下游（长江以南）地区的饮食模式改善而来的一种健康饮食模式。

营养调查显示，我国居民的饮食存在较大的南北差异，总的来讲，北方人更爱吃肉，而且以猪牛羊等红肉为主，蔬菜品种尤其是深色蔬菜摄入较少。在主食方面，北方人碳水化合物摄入更多，尤其是在面食区，碳水化合物既高且精。而长江中下游地区，尤其是江浙地区，物产丰富，食物更加多样化，并且离海不远，水产品摄入量高，传统饮食习惯、烹饪方式相对来讲更清淡。

当然，也不是说北方人的饮食都不健康，南方人的饮食就绝对健康。俗话说"南甜北咸"，就是指北方人喜欢吃咸的，南方则喜欢吃甜的，实际上吃得太咸和太甜都不好。江浙地区人做菜喜欢放糖，这是个不太健康的习惯。还有"南米北面"也并不绝对，比如东北的大米产量高、品质也高，而且面食相对于米饭，能量密度和蛋白质含量都更高。在粮食匮乏的年代里，吃面食地区的人们通常拥有更高的身高和更健壮的体魄。只是到了现代，多食面食更容易导致能量摄入过高，反而变成了缺点。

北方还有许多地区有着自己的饮食优势，比如新疆的蔬果种类多，水果驰名全国；黑龙江的水资源丰富，鱼产量较高，铁锅炖鱼更是一绝，而且林业资源丰富，多产山珍；内蒙古是中国的"奶源"，牧民们的奶产品摄入量在全国遥遥领先……

各个地区的膳食各具特点，它们既有各自的优势，也存在某些缺陷或不足，具体到每个人和每个家庭又都不一样，只是说江南地区相对而言更接近健康的饮食模式，于是把江南饮食树立为典型来引导国人改善自身饮食,但是并不能因此否定其他地区饮食的优势。

有人说江南饮食就是中国人自己的地中海饮食,的确如此。虽然江南饮食和地中海饮食都是健康的饮食模式,但地中海饮食针对的主要是西方人"三高一低"的饮食缺陷,重点在于改善饱和脂肪摄入过多、膳食纤维摄入过少等状况。我国居民传统饮食中的膳食缺陷和西方人不甚相同,而且地中海地区的物产和饮食习惯都与我国居民存在较大差异,因此江南饮食更贴合我们的实际情况。

江南饮食的核心在于:

(1)针对高红肉摄入,江南饮食提倡以白肉为主,多吃鸡鸭鱼肉,将红肉减少到1周不超过3次、鱼肉提高到1周2次。

(2)针对过高的精细碳水摄入,江南饮食提倡以粗粮为主。江南盛产大米和各种水产,在米饭的基础上还可搭配莲藕、芋头、菱角、鸡头米等种类丰富的高膳食纤维碳水化合物食物。

(3)针对油盐摄入过量,江南饮食提倡清淡烹饪,多采用蒸、煮和快炒等简单的烹饪方式,减少油和盐的使用量,烹饪用油控制在每天25克以内,盐控制在每天5克以内。

素食

素食，尤其是纯素食，并不是一种健康的饮食模式，不建议仅仅出于追求健康而去吃素。有些人或者出于宗教信仰、环保主义，或者出于对动物的怜悯，或者仅仅是不喜欢肉味等各种各样的原因而拒绝食用动物性食品。应该尊重每个人选择素食的权利，但选择纯素食绝对不意味着更健康。

婴幼儿、儿童、孕产妇、老年人等特殊群体，尤其不适合素食。不赞同婴幼儿和未成年人吃素食，因为他们还不具备自主选择的能力，并且正处于长身体的关键阶段，不当素食如果造成了营养不良，其影响可能伴随一生。虽然健康的饮食模式应该以植物性食物为主，但这并不意味完全不摄入动物性食物会更健康。人体需要的营养素分布在各种不同的食物里，有的营养素是动物性食物含得多，有的营养素是植物性食物含得多，所以为了获得全面均衡的营养，应该同时摄入适当比例的动物性食物和植物性食物。

素食主要分为两大类：纯素食和奶蛋素，纯素食者不吃任何动物性食物，而奶蛋素食者吃奶和蛋。纯素食和奶蛋素都不如荤素合理搭配的均衡饮食健康，但奶蛋素相对纯素食而言更均衡一些。

纯素食和奶蛋素食都不属于均衡饮食，长期素食容易缺的营养素有蛋白质、维生素B_{12}、铁、ω-3多不饱和脂肪酸、锌等。

但素食也可以做到营养均衡，只要注意补充容易缺乏的营养素即可。

蛋白质

作为人体必需的营养素之一，蛋白质的数量和质量都很重要。动物性食品提供的蛋白质不仅数量丰富，质量也往往更符合人体的需求；氨基酸构成和人体需要的氨基酸比例接近，使得其利用率相对较高。一般建议从动物性食品中摄取的蛋白质不低于50%。除了大豆等少数食物中的蛋白质质量较高外，大部分植物性食物中的蛋白质都属于不完全蛋白质或半完全蛋白质，不仅含量低，质量也低，氨基酸构成和人体需要的氨基酸匹配度较低，人体利用率不高。纯素食者应该多吃大豆和豆制品，以增加优质蛋白质的摄入量。

维生素B_{12}

维生素B_{12}主要存在于肉类食品尤其是红肉中，长期素食者很容易缺乏维生素B_{12}。维生素B_{12}可以促进红细胞的发育和成熟，使肌体造血机能处于正常状态，预防恶性贫血；可以增加叶酸的利用率，促进碳水化合物、脂肪和蛋白质的代谢；具有活化氨基酸和促进核酸生物合成的作用，可促进蛋白质的合成，对婴幼儿的生长发育有重要作用；可以消除烦躁不安，使人注意力集中，增强记忆及平衡感；维生素B_{12}还是神经系统功能健全不可缺少的维生素，参与神经组织中一种脂蛋白的形成，维护神经系统健康。

缺乏维生素B_{12}的表现有神经衰弱、暴躁易怒、记忆力减退、易疲劳等。

多吃豆类发酵食品可以补充维生素B_{12}，如豆腐乳、豆豉、臭豆腐、豆瓣酱等，也可以通过服用补充剂来补充维生素B_{12}。

铁

与维生素B_{12}类似，在动物性食物中铁的含量也很高，尤其是红肉，而且动物性食物中铁的存在形式更利于人体吸收。大部分植物性食物中的铁不仅含量低，人体吸收率也低。如果只能从植物性食物中获取铁元素，建议多吃黑木耳和黑芝麻。绿叶蔬菜也含有铁。另外，用铁锅炒菜也能补充一些铁元素。以上这些肉食者看不上的补铁方式对素食者而言就变得更重要了。当然，也可以直接服用铁营养补充剂。

ω-3脂肪酸

ω-3脂肪酸多存在于水产品中，尤其是深海鱼，如果不吃鱼或其他动物性水产品，很难获得充足的ω-3脂肪酸。不过，

ω-3脂肪酸是海藻类植物产生的，鱼虾吃海藻后通过食物链富集到了身体中，因而多吃海藻类食物也可以获取ω-3脂肪酸，或通过食用海藻油进行补充。

对于内陆地区的居民而言，海藻类食物一般吃得比较少，烹饪时可以刻意选用一些含ω-3脂肪酸较高的植物油，如亚麻籽油、奇亚籽油、核桃油等。

锌

锌具有促进生长发育、促进智力发育、提高免疫力等重要作用，处于发育期的儿童尤其要注意锌的充足。动物性食物中锌的含量较高，尤其是水产品中的贝类含有丰富的锌，因而素食者更容易缺锌。素食者可以通过多吃全谷物、大豆、坚果和菌菇类来补锌。

间歇性轻断食

间歇性轻断食是最近几年流行起来的一种饮食方法，指一段时间内正常饮食，而另一段时间内禁食，正常饮食和禁食交替进行。

目前，轻断食主要用于减肥，原理有两个方面：一方面，轻断食相当于一种特殊的节食，一段时间的禁食能直接减少食物摄入。有的人对于每顿都少吃一点的常规节食感到很痛苦，但对于轻断食这种平时可以正常吃，只有断食日才彻底节食的方法更容易坚持。另一方面，轻断食能提高胰岛素的敏感性，在禁食的这段时间里只要不摄入含糖的食物，身体就不会出现血糖波动，同时也不会分泌胰岛素，可以使胰岛素保持在一个很低的水平。减少需要使用胰岛素的情况，胰岛素才会保持敏感，这是轻断食与普通节食的根本性区别。

不过目前对轻断食的研究还处于初步阶段，轻断食不一定适合所有人群，并且可能存在一定的风险性。建议在身体没有隐性疾病且状态良好的情况下尝试轻断食，如果在实施轻断食的过程中出现身体不适，如肠胃不适、低血糖等情况，千万不要逞强。

下面介绍3种常见的间歇式轻断食方法，它们的难度会依次增加。

16+8 间歇性轻断食

一天24小时中8个小时正常吃，即把三餐集中在8个小时内吃，另外16个小时则属于断食时间，不吃东西，只喝水或不含糖的饮料。其实间歇性轻断食和大部分人的正常三餐饮食差异不大，相当于把晚饭时间略微提前，然后不吃夜宵，保持16个小时不吃东西。由于这16个小时包括睡觉时间，所以这种断食法相对来说比较容易做到，是更适合大众的断食法。

5+2 间歇性轻断食

一周 7 天里 5 天正常饮食，2 天作为断食日，断食期间只喝水或不含糖的饮料。一般上班族可以选择周末或休息日作为断食日，因为不吃东西可能会导致身体和精神状态不佳，影响工作效率。

如果难以坚持，可以减小难度，把断食的 2 天分开，不必选择连续的 2 天，或者直接减少 1 个断食日，改成 6+1 断食。还可以参照前面介绍的方法，在断食日吃少量食物。

隔日间歇性轻断食

每隔 1 天断食 1 天的 1∶1 交替断食，第一天正常吃，第二天只喝水或不含糖的饮料，如此循环交替进行。这是最难坚持的轻断食。隔天断食变换太频繁，非常考验人的意志力。

如果坚持不了，也可以降低难度，在断食日不完全禁食，把进食量控制在每日所需总能量的25%以内。或者更简单一点，在断食日只吃一顿饭，当然，这顿饭的热量不能太高，不能暴饮暴食。

这种降低难度的方法也可以应用于其他断食法。

生酮饮食

生酮饮食近年来备受瞩目，但也引起了广泛的争论。生酮饮食是一种把碳水化合物摄入量控制在一个极低的水平，主要通过脂肪来供能的饮食方式。传统的生酮模式，碳水化合物的供能比需要控制在10%以内，脂肪供能比在70%以上，另外还要摄入足够的蛋白质。

人体的第一能量来源是糖类——碳水化合物，而生酮饮食碳水供应不足，人体就会退而求其次，用脂肪来进行供能，而脂肪代谢会产生酮体，这就是生酮饮食名称的来源。

其实生酮饮食早在19世纪就出现了，当时被称作"饥饿疗法"，主要用来治疗癫痫，其原理大约是脂肪产生的酮体取代了糖类（葡萄糖）给大脑供能的方式，具有抗惊厥的效果。后来又有研究认为，生酮饮食可以"逆转"糖尿病，改善胰岛素敏感性，原理基本和前面提到的间歇性轻断食相同。直到现在，生酮饮食仍然是一种临床治疗方式。关于生酮饮食的研究仍在进行，目前对它的效果和风险认识都还不全面。作为一种临床疗法，生酮饮食需要在医生或临床营养师的监管下进行，目前并不适合推广。

现在一些人追捧生酮饮食，主要是为了减肥。那么生酮饮食减肥真的有效吗？短期直观来看是有效的，但长远来看是无效的或者说是得不偿失的，不推荐普通人通过生酮饮食法来减肥。许多刚开始尝试生酮饮食的人会体验到体重在短短几天内下降的感觉，然而这主要是因为身体中水分的流失，这种减肥效果不仅难以维持，而且可能会带来一些健康风险。即便生酮饮食真的让体重下降了，也很可能并不比普通节食强多少——有研究对比了生酮饮食法和在均衡饮食下减少热量的普通节食减肥法后发现，从长期来看，生酮饮食并没有表现出更好的减重效果。生酮饮食高脂肪低碳水的饮食模式对大部分人而言，实施起来需要很高的就餐成本，口味体验也不好，相比普通节食来说更难以坚持，结束生酮饮食恢复正常饮食之后也更容易导致胃口和体重双双反弹。

更重要的是，生酮饮食减肥效果并不理想，弊端也很多。由于生酮饮食改变了体内正常的代谢方式，会导致一系列的身体异常，轻一点的反应包括缺乏葡萄糖带来的身体和精神疲劳、大脑运转慢、头痛、恶心、便秘等，严重的还可能出现酮症酸中毒、肝肾损伤、心血管疾病等。生酮饮食有很多的副作用，可以说风险与收益不成正比，因此不建议普通人使用生酮饮食法进行减肥。换句话说，如果你都能下决心去实施生酮饮食法，我相信把这个决心用在普通节食法上能减重更多，也更健康。

第三章 有争议的食物

牛奶

膳食指南建议，每人每天喝300克牛奶或相当于300克牛奶的奶制品，可惜我国人均水平远未达到这一标准，甚至不足1/10。之所以造成如此大的牛奶消费缺口，一个很大的因素就是围绕牛奶的争议很多，最基本的便是"该不该喝牛奶"。这一问题分化成了旗帜鲜明的两派，一派认为牛奶是健康膳食的必要组成部分，另一派认为牛奶非但不是必须喝的，甚至可能对健康产生负面影响。

作为营养师，我的立场当然是和膳食指南保持一致。牛奶是构建均衡膳食的重要组成部分，只要不存在牛奶过敏等特殊情况，普通人无论是成年人还是儿童都应该每天喝牛奶，以保证获取充足的钙。

牛奶是阴寒食物，中国人不适合喝牛奶？

关于牛奶属于阴寒食物的说法流传很广，这来源于一些与传统医学相关的流言,说喝牛奶会导致身体出现各种不适,或者干脆说中国人的体质不适合喝牛奶等。这些说法其实都没有科学依据。首先,"阴寒""寒凉"并非一个科学概念;其次,传统医学里也没有对牛奶判定明确的属性。

很多人说牛奶寒凉的一个证据就是喝了牛奶经常拉肚子或者肠胃不适,并以此说明牛奶伤脾胃,其实这主要是由于乳糖不耐受导致的,不是什么大问题。乳糖不耐受的人群,可以在喝牛奶时注意方式方法,选择乳糖少或无乳糖的牛奶,没必要完全拒绝牛奶和奶制品。但假如存在牛奶过敏的情况,自然不适合喝牛奶。

牛奶的热量比可乐还高,喝牛奶会长胖吗?

很多人都不知道一个冷知识——牛奶的热量比可乐还高。普通全脂纯牛奶每100毫升热量约为70大卡(1大卡≈4.19千焦),而普通含糖可乐的热量每100毫升只有45大卡。

牛奶的热量之所以这么高,主要是因为它的脂肪含量较高。牛奶在液体状态下呈现白色主要是因为脂肪乳化,通常每100毫升牛奶含有3.5~4.5克脂肪,且其中多为饱和脂肪。

那为什么还要推荐人们喝牛奶?牛奶喝多了会不会导致超重?

答案是肯定的,但还是推荐大家喝牛奶。因为热量并不是

第三章 有争议的食物

评价食物是否健康的唯一标准，还要看摄入这种食物热量的同时有没有获得其他营养物质。每喝100毫升70大卡热量的牛奶的同时，摄入了约100毫克的钙和3克以上的优质蛋白，还有一些维生素和其他微量元素，这些都是人体必需的营养物质，尤其是钙，在其他食物里很难获得这么多。因此，喝牛奶虽然摄入了较多的热量和饱和脂肪酸，但利远远大于弊。可乐里除了糖就是碳酸和色素、香精等添加剂，这些东西对身体有害无益。可乐里没有其他营养物质，所以可乐的热量可以称为"空热量"。而且可乐中的糖溶解在水中，属于游离糖，纯度高且处于游离状态的糖进入身体后被迅速吸收，造成血糖迅速飙升，对人体健康危害极大。这就是牛奶被称为"健康食品"，而可乐被称为"垃圾食品"的原因。

牛奶作为一种营养丰富的食品，对于关注减脂或控制饱和脂肪摄入的人来说，脂肪含量可能相对较高，但每日摄入300毫升牛奶的热量和脂肪并不会对健康造成显著影响，如果摄入500毫升以上，或者饮食中已经有较多的饱和脂肪时，减少牛奶的脂肪含量就显得尤为重要了。建议普通成年人每天饮用250毫升的全脂牛奶，超过的部分可以用脱脂牛奶替代，或者全部喝脱脂牛奶。

牛奶致癌？

牛奶致癌这种说法确实在公众中引起了广泛的关注和讨论，并且宣传这一说法的一方往往能举出相关的研究论文，打着科普的旗号很容易让人信服。的确有一些研究发现，牛奶摄入量和肝癌、乳腺癌、前列腺癌的发病率升高有关。这到底是怎么回事呢？如果是真的，牛奶岂不是不能喝了？

事实上并不是所有"科普"都有价值，不建议大众因为一篇文章甚至一个标题就推翻某个本来是共识性的观点，从而改变自己的生活方式。在互联网流量为王的时代，颠覆性的内容更容易吸引眼球，天天推广喝牛奶有益健康大家都看腻了，觉得没什么新意，但如果某个标题写着"牛奶可以致癌"，马上就会有很多人点进去看看到底是怎么回事。

这样的文章可能还会引用一些论文，看起来不像是伪科普，那么问题出在哪里呢？一个医学健康方面的共识往往需要很多探索研究才能形成，在寻找答案的过程中不同的科学家可能会得出不同的结果。假设不同的科学家做了10次研究，可能其中 8 次研究得出的结论是牛奶不致癌，而其中 2 次研究得出的结论是牛奶致癌。这就需要对大众健康负责的一些机构，比如世界卫生组织、卫生健康委员会、中国营养学会等机构对全世界范围内的所有高质量的研究进行分析、讨论，最后得出一个基于目前科学研究的共识，并在这个共识的基础上制定国家

第三章 有争议的食物

层面的膳食指导，比如我国的《中国居民膳食指南》。而某些科普文章出于吸引眼球或者介绍前沿研究的目的，会把那 2 次认为牛奶致癌的研究单独拿出来做文章，说有研究表明牛奶致癌，但这种科普文章对普通人而言并没有正面价值。

我完全理解并支持研究者应该从各个角度去做研究，产生新的观点，甚至推翻以往的共识。但在生活中，对普通大众而言，相信权威机构才是最明智的选择。

关于牛奶是否致癌的问题，目前《中国居民膳食指南》在综合了国内外多项相关研究后认为，牛奶不会致癌。为了膳食均衡，建议大家每天喝300克牛奶。

奶茶

奶茶是年轻人喜爱喝的饮料之一。"秋天里的第一杯奶茶""××岁女子天天喝奶茶进ICU"等,各种与奶茶相关的话题更是热搜的常客。大多数人都认为奶茶不是健康的饮料,奶茶喝多了会长胖。真的是这样吗?其实也不一定。

奶茶里有什么?哪些原料可能对我们的身体健康有害?想知道奶茶到底健不健康,首先要弄清楚奶茶的成分。市面上的奶茶大概由这几样东西构成:茶、奶、糖、小料。

茶

最适合做奶茶的茶是红茶,红茶经过发酵,颜色变红了,味道却不苦涩,和牛奶搭配最好;其次是茉莉绿茶,带有茉莉花的花香和绿茶的清香,以及轻微的涩感;乌龙茶也常被用来做奶茶。

茶可以说是奶茶里最健康、最朴实的原料了,在大众的认

第三章　有争议的食物

知里茶是健康饮品，事实也的确是这样，适当喝茶利大于弊。茶里含有的茶多酚等物质可以降血脂、抗氧化和抑制血栓形成，喝茶还有益于预防心血管疾病。不过由于茶叶里含有咖啡因，而奶茶使用的茶汤又煮得特别浓，杯量又大，所以奶茶的咖啡因含量通常很高，肠胃不适者最好不要喝奶茶或者至少不要空腹喝奶茶，以免咖啡因刺激肠胃黏膜。对咖啡因敏感的人群不要在下午或者晚上喝奶茶，以免影响睡眠。

很多人以为做奶茶用的是碎茶，其实奶茶中用的红茶叫作CTC（Crush Tear Curl，挤压—撕裂—卷曲）茶，是颗粒状的，看起来就像茶叶末，但它并不是普通茶叶的碎片，而是专为茶饮业生产的。CTC红茶的出茶率高，很少的分量就可以泡出很浓的茶汤。超市里卖的袋泡茶，比如立顿红茶就是CTC茶。

奶

牛奶是大众认知里的健康食品，奶的原料可谓五花八门，有"真奶"和"假奶"之分。

先说假奶。市场上许多奶茶店用的都不是真牛奶，而是牛奶的替代品——植脂末。植脂末又叫奶精，主要成分是乳化后的植物油再加上少量的酪蛋白，通过香精调味，就可以模拟出牛奶的味道和口感，是食品工业中乳制品的低价替代物。

植脂末最广为人知的危害是富含反式脂肪酸。不过按照现在的工艺，市面上大部分植脂末里的反式脂肪酸的含量很少，甚至可以标注为0，所以这方面的危害较小。植脂末真正的危害是它的脂肪含量太高，并且人体在摄入高脂肪的同时还无法获取真牛奶中本该有的蛋白质、维生素、钙等营养素，相当于只喝了脂肪，非常不健康。

奶茶中的植物奶油，主要是由精炼植物油制成的，用来替代或部分替代乳脂肪。这在一定程度上降低了饱和脂肪的含量，但同时也可能引入其他成分，如添加剂和乳化剂，这些成分对健康的影响尚需进一步研究。牛奶和奶制品对多数人而言属于健康食品范畴，是优质蛋白质和钙的良好来源，所以食用真奶制作的奶茶相对于用植脂末制作的奶茶，在营养价值上有所提升。但即便是用真奶制作的奶茶，也要考虑摄入量和热量的问题。现在奶茶店使用的真奶种类繁多，涵盖了多种奶制品，包括纯牛奶、淡奶、奶油、奶盖、芝士（芝士一般不单独使用，而是和奶油一起混合做成奶盖，比如海盐芝士奶盖）等，不仅口感各异，其营养成分和热量也不同。

淡奶和奶油等原料含有较多的乳脂肪，因此热量比纯牛奶高。同等分量下，它们的热量排列为：纯牛奶＜淡奶＜奶油≈奶盖。一些以"厚乳""口感醇厚""芝士"作为招牌的奶茶脂肪含量往往较高，芝士通常用于增加奶茶的丰富口感和层次，所以这类奶茶特别香浓、好喝。

第三章　有争议的食物

即便是来自天然奶制品里的乳脂肪，过量摄入也可能对健康产生不利影响。脂肪总摄入量过高或饱和脂肪过高都不利于健康，因此世界卫生组织和中国营养学会都建议把饱和脂肪摄入量控制在每天摄入总热量的10%以内。

糖

茶是健康的，奶也是健康的，但为什么奶茶就不健康了呢？除了前面说到的"假奶"问题，奶茶最大的危害就是添加糖。

添加糖是指在食品加工过程中人为加入的糖，不同于天然存在于食品中的糖，比如牛奶中天然存在的乳糖和水果中天然存在的果糖就不能算添加糖。在市售奶茶中，最常见的添加糖是蔗糖和果糖，其中又分2种情况：一种是超市里常见的瓶装奶茶，常见的添加糖是蔗糖（白砂糖）；另一种是街边奶茶店现制现售的奶茶，绝大多数用的是果糖作为甜味来源，更准确地说是果葡糖浆，也就是果糖和葡萄糖的混合糖浆，其中果糖含量在50%～60%。

添加糖的危害已为公众所熟知，简要概括如下：蔗糖和葡萄糖具有较高的血糖生成指数，可能导致血糖迅速升高，血糖长期剧烈波动可能会诱发胰岛素分泌异常，增加罹患糖尿病等内分泌疾病的风险。

果糖虽然不会直接导致血糖升高,但经由肝脏代谢,容易转化为脂肪。过量摄入果糖也是导致痛风的危险因素之一。因此,为了维护健康,建议控制添加糖的摄入量,特别是在选择饮品如奶茶时,应注意糖分的含量和来源。

奶茶店常用的果葡糖浆里既有果糖又有葡萄糖,可谓是威力加倍。无论是哪种糖,摄入过量都容易引发肥胖,因此世界卫生组织和中国营养学会都建议把添加糖的摄入量控制在每天总能量的10%以内,甚至是5%以内。以一个体重60千克的健康成年人来说,添加糖的摄入量每天应控制在50克以内,最好是25克以内。

市售奶茶1杯大概含多少糖呢?一般估计,全糖(十分糖)的奶茶中含糖量在10%左右。也就是说,1杯500毫升的全糖奶茶含糖50克,超过了每天添加糖的限制摄入量,而市售奶茶500毫升只能算中杯,大杯往往有700~1000毫升,含糖70~100克,远远超过了推荐摄入量。所以,我们通常说奶茶是不健康饮品。

小料

现在的奶茶市场竞争越来越大,激烈的竞争导致商家开始在小料上做文章,甚至有网友吐槽:有些奶茶店加料多得好像在喝粥。那么,奶茶里的小料对身体健康有没有坏处呢?

常见的奶茶小料有珍珠、红豆、布丁、椰果、芋圆、血糯米、芋泥等。这些小料大部分都是高淀粉、高糖食物，实际上和添加糖差不多，会大幅度地增加奶茶的热量，导致人体在短时间内热量摄入过高，以及血糖生成指数过高，血糖升高过快。如果非要加料，选择血糯米、芋泥等纯天然谷薯豆，会比加珍珠、椰果、芋圆等精加工淀粉原料热量低一些。另外，有部分奶茶店可以加桃胶、皂角米、银耳等，这类属于天然高膳食纤维食物。

通常来说，小料的健康程度排序为：桃胶、皂角米、银耳＞血糯米、芋泥＞珍珠、椰果、芋圆、布丁。如果分不清各种小料的区别，那么健康的选择就是不要添加任何小料。

如何健康地喝奶茶？

除了前面说到的种种技巧之外，最健康的奶茶是茶加纯牛奶，既不加糖也不加小料，保持奶茶的原汁原味。

某些奶茶店有只用红茶和纯牛奶做的"红茶拿铁"，选择不加糖，这就是最纯粹的奶茶了。如果没有用纯牛奶做的奶茶，至少要选择用真牛奶原料做的奶茶，比如奶粉、淡奶等也是真牛奶原料，只不过淡奶的脂肪含量略微高一些，而奶粉里常常有添加糖。

对于喜爱甜食的朋友来说，逐步调整口味是可行的方法，可以从全糖开始，逐渐减少到五分糖、三分糖，最终尝试完全不加糖的饮品。人类的味觉是可以适应饮食的变化的，如果不加注意，口味会随着商家提供的高糖、高盐食品的刺激而变得越来越重。事实上，通过有意识的训练和调整，可以让自己的口味逐渐变清淡，无论是对甜味还是咸味的偏好，都是可以改变的。因此，为了长久的健康，建议大家努力培养清淡饮食的习惯。

由于学习了营养学，我很早就习惯了喝三分糖和无糖奶茶。即使是从无糖奶茶中，我也能喝出乳糖自带的淡淡甜味，我觉得原汁原味的奶茶更好喝，太甜的奶茶会腻得受不了。我还经常在家自制奶茶：首先将一包红茶茶包置于杯中，加少量热水冲出浓浓的茶汤，再倒入一盒纯牛奶，即可制成最基本的奶茶。如果有微波炉，操作就更简单了，直接把茶包丢进牛奶里放进微波炉中加热，可以不加水或者加少量的水，这样奶茶的味道会更醇厚。喜欢甜味的话，可以加一点点糖，比如一个10克的白砂糖包。偶尔吃点糖可以当作是对自己的小小奖励，只要确保每日糖分的摄入量不超过25克，对健康人而言就不算什么大问题。

我的社交平台签名是"这个营养师天天喝奶茶"，主要是想表达两个观点：首先，只用牛奶和茶做的奶茶实际上是健康饮品，适宜每日饮用；其次，不必苛求绝对的健康，很多时候美食和健康是不冲突的，在重视健康的同时适度地享受也是必要的，关键在于平衡好健康和快乐的界限，把握适当的尺度，允许自己偶尔小小地放纵一下，而不必过分追求完美的健康状态。

咖啡

喝咖啡时，你的身体出现过哪些状况？是睡不着、心跳加快、手抖、低血糖，还是肠胃不适、胃酸反流？这些情况我都亲身体会过。咖啡似乎带给身体的影响挺负面的，但为什么有言论说咖啡是健康饮品，喝咖啡既可以减肥，又可以保护心血管？到底哪种说法正确呢？

喝咖啡提神是什么原理？

喝咖啡能提神，是因为咖啡里含有咖啡因。咖啡因又叫咖啡碱，不只存在于咖啡里，茶和巧克力（可可）及其他许多植物里都有咖啡因的身影。

说到茶和巧克力，首先需要了解咖啡因的另外两个"兄弟"——茶碱和可可碱。它们都属于甲基黄嘌呤生物碱，化学结构和生理功能比较类似，都具有使神经兴奋的作用，其中咖啡因的致兴奋效果最强。

第三章 有争议的食物

冷知识：如果只看单位重量的咖啡因含量，茶叶的咖啡因含量比咖啡豆的咖啡因含量还要高。但由于冲泡习惯的差异，喝咖啡时摄入的咖啡因含量更多，是因为咖啡冲泡浓度通常比泡茶高。

咖啡因具体是如何发挥作用的呢？首先需要了解人体是如何感受到困意的。不得不说，人体很奇妙。我们的身体内有一种劳逸结合的平衡法则——在人体细胞新陈代谢过程中，会产生一种叫作腺苷的物质，腺苷是细胞燃烧三磷酸腺苷（ATP）时产生的。ATP是人体最直接的能量来源，而腺苷是人体利用ATP供能时的一种副产物。

腺苷通过腺苷受体发挥作用，它们的关系就像钥匙和门：腺苷可以打开腺苷受体这扇门，通过中枢神经通道到达大脑，腺苷积累多了大脑就会产生疲倦感。由于腺苷是细胞能量代谢的产物，ATP燃烧得越多，腺苷积累也就越多，因此随着人活动时间的延长，大脑和身体会感觉越来越疲倦，需要通过睡眠来获得足够的休息。睡眠时人体能量消耗减少，腺苷数量也会变少，所以经过一场良好的睡眠后，人体又可以"满血复活"。

咖啡因之所以具有提神醒脑的功效，是因为它能够与腺苷受体竞争性结合，在大脑中产生一种"欺骗"效应。由于咖啡因的化学结构与腺苷极为相似，因此当其进入体内并遇到腺苷受体时，往往会抢先与这些腺苷受体结合，导致大脑接收到的腺苷信号减少。然而，咖啡因并不具备腺苷的生理功能，它占据了受体位置却不发挥相应的生理功能，所以喝完咖啡后感觉到的困意会减少，甚至会亢奋。但咖啡因的提神效果也因人而异，不同的个体对咖啡因的敏感度存在差异，这种差异可能与遗传因素有关。有的人对咖啡因高度敏感，或者咖啡因代谢速度较慢，导致他们在饮用咖啡后可能会精神很久，甚至会影响晚上睡眠的质量。相反，有些人在喝完咖啡后仍然会感到困倦，这可能是因为他们的身体对咖啡因的反应较弱。另一种情况是，个体在短期内大量饮用咖啡，大脑对这种过量的"钥匙"做出反应，体内会产生更多的腺苷受体，当然也可能单纯是由于咖啡因太多了，人体察觉到后自动增加了"门"的数量。总之，咖啡喝多了都可能会导致咖啡因耐受性增强，使个体对咖啡因的反应越来越不敏感。幸运的是，这种情况是可逆的，通过减少咖啡因的摄入量，人体可以逐渐恢复正常的敏感度。

咖啡因的提神效果来源于对大脑的"欺骗"效应，让人体在本该感到疲惫的时候感觉不到疲惫。身体运行久了的确需要休息，长时间使用咖啡因提神相当于无视员工需要休息的事实而强迫其加班，久而久之员工就会产生不满。那么，咖啡还能喝吗？正确的喝法是什么呢？

正确的喝法是在本来不该睡觉的时候适当喝点咖啡来提

神，比如在需要集中精力学习或工作的白天，适量地喝点咖啡让自己精神一点，前提是不影响晚上的睡眠。如果感觉喝咖啡影响到了晚上的睡眠，就应该停止喝咖啡或者调整喝咖啡的时间和分量，直到不影响睡眠为止。

现在很多年轻人作息时间有问题，他们喜欢熬夜，晚上不睡觉，白天靠咖啡提神，但是喝过量的咖啡或者喝咖啡的时间接近睡眠的时间，喝了咖啡后又影响睡眠，导致晚上睡不好，第二天白天又困，不得不继续喝咖啡……从而形成恶性循环，这种情况应该尽量避免。

喝咖啡会引发心血管疾病吗？

咖啡因是一种神经兴奋剂，不仅会对大脑起作用，还会引发人体全身的反应，包括增加血液流量、增强心脏跳动频率等。这意味着喝完咖啡后人体的血流量和流速都会增强，也就是喝完咖啡通常会感觉心跳加速的原因。同时由于血液的携氧能力增强，肌肉不容易感到疲劳，大脑反应更灵敏了，这些机制使咖啡和含咖啡因的饮料可以作为运动时的功能性饮料。许多运动员和健身人群会在训练之前喝咖啡以提升运动表现，例如，功能性饮料"红牛"配料表的主要成分之一就是咖啡因。

饮用咖啡之后身体会产生多种反应，这些现象也引起了社会广泛的关注和担忧。多年前，公众便开始质疑咖啡因是否可能导致心血管疾病，毕竟喝了咖啡引起的心跳加速现象，不免让人担心会出现心律失常，甚至引发高血压、脑出血等严重健康问题。为了能让人们更安心地享用咖啡，科学家们很久以前就开始了对咖啡及其成分的研究。早期的研究中的确有人认为咖啡摄入过量会增加高血压和心肌梗死的风险，但近年来更多的研究认为，咖啡不会导致心血管疾病的风险增加。比如，来自哈佛大学公共卫生学院的《关于长期饮用咖啡与心血管疾病的关系》分析了127万多个样本，得出的结论为咖啡正名了：他们发现，咖啡不仅没有使心血管疾病风险增加，反而和心血管疾病风险降低有关，每天喝450～750毫升咖啡的人的心血管疾病风险是所有人群里最低的。不仅如此，适量喝咖啡还能降低全因死亡风险和罹患其他慢性病的风险。研究表明，适量饮用咖啡可能有助于预防帕金森病、2型糖尿病和阿尔茨海默病。

然而，这并不意味着咖啡已经完全摆脱了对心血管风险的嫌疑。事实上，关于咖啡与心血管健康之间的关联，争议仍然存在，随着对咖啡的了解日益加深，情况显得越发复杂，需要细致地分类讨论。一些科学家认为，目前为咖啡正名的研究仅表明适当饮用咖啡对心血管风险的影响没有以往想象中的大，但风险依旧存在，特别是考虑到这些研究可能存在一个问题：由于长期以来人们普遍认为喝咖啡影响心血管健康，因此当一个人本身就有心血管问题时，便会有意识地避免喝咖啡，而那些喝咖啡的人本来就是因为没有心血管问题才敢放心喝咖啡。因此，这些研究数据可能受到"幸存者偏差"的影响。

凡事皆有度，喝咖啡也一样，要讲究适度、适量，而且要以自己的感觉为准。我自己就是一个咖啡爱好者，但我每天喝咖啡不超过两杯，如果喝了咖啡后感觉不舒服，那就不再喝了。总体上来说，喝咖啡的利大于弊，普通人把适量喝咖啡作为一种日常习惯，是不会对健康造成任何影响的，但有三类人需要特别注意：第一类是已经知道自己对咖啡因敏感的人，要尽量避免喝咖啡，即使没有心血管问题，咖啡因所导致的失眠也是不利于健康的。第二类是不经常喝咖啡的人，这类人对咖啡因通常比较敏感，故而应当效仿第一类人的做法。第三类是已经患有心血管疾病的人，这类人短期内喝咖啡的确可能带来健康风险。

以上三类人建议不要一次性摄入过多咖啡因，如果这三类人还存在其他不良生活方式，如饮酒等，的确可能增加健康风险。

每天的咖啡因摄入上限是多少？

作为一种中枢神经兴奋剂，咖啡因不应该过量摄入。那么，咖啡因每天的摄入上限是多少呢？其实这个问题没有标准答案，因为人们对咖啡因的耐受性存在很大的差异，这里面既有先天基因的因素，也与每个人后天的身体状态和生活习惯等因素相关。如果不考虑个体差异，仅针对普通人群，可以参考美国一些官方机构对咖啡因的摄入建议。

美国食品药品监督管理局建议，普通健康成年人每天摄入咖啡因不应该超过400毫克，孕妇每天不应超过200毫克。对未成年人而言，咖啡因的负面影响会更大，因此美国儿童和青少年精神病学会建议青少年每天的咖啡因摄入量不应超过100毫克，12岁以下的儿童不应摄入任何咖啡因。

400毫克咖啡因相当于多少咖啡呢？星巴克大杯美式咖啡一杯的咖啡因含量是225毫克，两大杯美式的咖啡因含量就超过400毫克了。为了避免咖啡因摄入超量，建议每天喝咖啡不要超过两大杯，也可以选择小杯或低咖啡因的产品。现在很多咖啡店在下单时都可以选择"低因"选项，也可以直接让咖啡师少给你一个"shot"（意为一份）。

咖啡不能空腹喝？

"咖啡不能空腹饮用，否则会引发肠胃不适"的说法广为流传，是有一定科学依据的。咖啡含有咖啡因和其他刺激性物质，如绿原酸，这是一种单宁酸，会刺激胃酸分泌，从而可能引发胃酸反流。空腹的时候胃酸分泌更多，更容易发生反酸，此时喝咖啡无异于雪上加霜。

第三章　有争议的食物

　　许多人空腹喝咖啡后感到恶心、反酸，这都是由于受到了咖啡中的刺激物质的影响。如果长期这样，胃部和食道黏膜就可能出现损伤，甚至导致溃疡等情况的发生。如果本身肠胃就不太好，患有慢性胃炎或胃溃疡等疾病，即使不在空腹的状态下喝咖啡都会感到难受，最好不要喝咖啡，更不要空腹喝咖啡，以免加剧胃部不适。

　　普通健康人在胃黏膜没有损伤的情况下空腹喝咖啡，可能并不会有不适感，但还是建议避免在空腹时饮用咖啡。首先，长期如此可能会导致慢性胃黏膜损伤；其次，咖啡具有促进新陈代谢的作用，可能会导致血糖消耗速度加快，在空腹的状态下喝咖啡更容易导致低血糖的发生。很多人饮用咖啡后出现心慌、手抖、乏力等情况，实际上就是低血糖的症状。因此建议在饮用咖啡之前适当进食，避免胃里空空的状态，降低低血糖的风险，并保护胃部健康。

蜂蜜

蜂蜜作为传统的营养品，长久以来在养生文章中备受推崇，可是从现代营养学的角度看来，蜂蜜并非完全有益于健康，摄入过量还可能对身体健康造成不良影响。众所周知，摄入过多的糖不利于身体健康，而蜂蜜的主要成分是蔗糖、果糖、麦芽糖等天然糖，吃多了一样对健康不利。有很多养生文章建议每天早上起来冲一杯蜂蜜水喝，甚至还有的说喝蜂蜜水可以减肥，其实这是没有科学依据的，反而摄入过量的糖不利于控制体重。

下面来分析一下流传较广的关于蜂蜜的争议，并说明为什么蜂蜜不养生。

蜂蜜可以润肠通便？

有传言说，蜂蜜养生是因为蜂蜜具有润肠通便、治疗便秘的功效，这的确得到了一定的证实，然而并不适用于所有人。

其中的原理是这样的：30%～40%的人患有果糖消化障碍，而蜂蜜中含有大量果糖，这类似于乳糖不耐受。果糖的消化障碍也叫作果糖不耐受，其症状之一就是轻微腹泻，尤其是空腹饮用时效果更加明显。

在众多的养生文章中，常推荐人们早晨起来空腹饮用一杯蜂蜜水以润肠通便，这虽然有一定的科学依据，但并不可取，而且此方法治标不治本，在治疗便秘的同时摄入了较多的游离糖，对健康可能造成不利影响。另外，考虑到乳糖不耐受的人群比例高于果糖不耐受人群，对于这部分人而言，选择饮用牛奶更为适宜，牛奶也具有类似的"功效"，而且营养成分比蜂蜜健康得多。

如果有便秘的困扰，最为有效的做法是调整饮食，多摄入含膳食纤维的蔬菜、水果，足量饮水，这样才能真正地解决问题。

蜂蜜可以治疗咽喉痛？

蜂蜜常被用来治疗咳嗽和咽喉不适，是有一定的效果。嗓子不舒服，喝点蜂蜜的确能有效缓解不适，但这与治疗便秘一样，只是缓解了不适症状而非根本治疗。糖浆可以舒缓咽喉黏膜的不适感，推测生理上有这样几种原因：第一，蜂蜜中含有较高的糖分，尤其是果糖，这种糖具有很强的吸湿保水性，因此蜂蜜水的滋润效果相较于白开水而言，能更长久地发挥作用。第二，糖分的黏稠特性使其覆盖能力很强，可以完全包裹住咽喉处的黏膜和纤毛，减轻刺激感，起到安抚和舒缓的作用，同时能清除咽喉部位的一些异物。第三，很多咽喉炎症都是由细菌、病毒引起的，而高浓度的糖具有高渗透性，尤其是未经稀释的蜂蜜，所到之处局部渗透压极高，它可以吸收细菌中的水分导致其脱水而亡，从而发挥杀菌、抑菌的作用。

以上这些也是止咳糖浆的作用原理。一些文章认为蜂蜜具有天然的杀菌消炎作用，大概也是这些原因。如果你有咽喉不适等症状，确实可以通过饮用蜂蜜水来缓解，但这样做的同时也摄入了过多的糖分，而且治标不治本。是否采用这种方法，应该取决于你在充分知情后的考量。

总之，关于蜂蜜的争议重点在于利弊的选择——蜂蜜的确具有一些功效，但其效果并不神奇，也不应被过分夸大。所以，应该保持理性，不要"神化"蜂蜜，也要认识到其潜藏的风险。

燕窝

燕窝是金丝燕唾液的凝结物,自古以来就被赋予了很多美誉和极高的价值。金丝燕生活在岩洞里,需要在岩壁上筑巢,由于缺少其他建筑材料,于是利用自己的唾液和羽毛在岩壁上构建出一个个半弧形的窝,这些燕窝被人类赋予了各种神奇的功效,如美容养颜、美白肌肤、滋阴补阳、补充气血……

为什么中国人如此推崇燕窝?

燕窝的主要产地是东南亚,如印度尼西亚、马来西亚、泰国、越南、新加坡等国家。奇怪的是,这些国家的人对燕窝却不甚推崇,即便有吃燕窝的,也只是把燕窝当作一种普通食物,而不认为燕窝有美容养颜等功效。

放眼全世界,也只有中国人特别推崇吃燕窝养生,这是为什么呢?相关资料并没有国人是从什么时候开始吃燕窝并且为什么会把燕窝当作养生佳品的答案,但有一些关于燕窝的有趣故事。

其中一个说法是，明代的郑和在远航途中，船队在海上遇到了猛烈的风暴，被迫在马来群岛的一处荒岛上避难。面对食物短缺的困境，郑和无意中发现了岩壁上的燕窝，并将其采下当作食物。食用这些燕窝后，郑和和船员不仅得以维持性命，还感觉神清气爽、精神焕发，于是郑和把燕窝带回了中国，并作为珍宝献给了当时的皇帝明成祖朱棣。朱棣将燕窝列为宫廷贡品，自此燕窝便开启了在中国的辉煌历史。

另一个说法是，唐朝的时候万国来朝，其中印度尼西亚使者将燕窝作为贡品拜访大唐。南洋的一些国家本来就有食用燕窝的习惯，后来燕窝作为舶来品传到了中国，由于数量稀少，因而被视为珍品，只有王公贵族才能享用。明代时燕窝被列为贡品，明清时期的一些医书药方里经常能见到燕窝的身影，于是逐渐形成了以珍贵、养生为主题的燕窝文化。随着时间的推移，燕窝的商业价值得到了进一步开发和推广，促成了其在市场上的珍稀地位。

燕窝的主要成分是什么，真的能养生吗？

燕窝以其丰富的蛋白质而闻名，虽然不同品种的燕窝蛋白质含量有所差异，但在干燥状态下，燕窝蛋白质含量通常可以超过50%。然而，这一看似很高的蛋白质含量在燕窝泡发后显

第三章 有争议的食物

著减少，燕窝泡水后体积可以增大至原来的10倍，因此泡发后的燕窝蛋白质含量与肉蛋奶相比并不具有显著优势。此外，普通人也不可能把燕窝当作主食食用，每次摄入燕窝的量相对较少，通过燕窝摄取的蛋白质的量实际上相当有限。

更为重要的是，评价蛋白质的营养价值不仅要考虑其含量，更要关注其质量。燕窝中的蛋白质主要来自燕子唾液里的黏蛋白，这种黏蛋白属于不完全蛋白质。人体必需的氨基酸有8种，而燕窝中的黏蛋白只含有一种必需氨基酸——赖氨酸。相比之下，肉蛋奶中的优质蛋白质含有人体所必需的所有氨基酸，因此就蛋白质的质量而言，燕窝并不占优势。

那很多人可能要问了，除了蛋白质，燕窝还有别的有效成分吗？大部分人吃燕窝也不是奔着蛋白质去的呀。听说燕窝里有个东西叫唾液酸，挺神奇的，它可以美白抗衰老吗？

燕窝除了富含蛋白质之外，还含有其他生物活性物质，如唾液酸，又称燕窝酸，它其实是一种碳水化合物，学名为N-乙酰基神经氨酸。研究显示，唾液酸具有抗衰老、保护神经系统等功效，然而这些研究成果主要是基于动物实验，如果蝇和小白鼠，而非人体临床试验，所以其科学依据还不够充分。另外，唾液酸并非仅存在于燕窝中，它也微量存在于奶制品（牛奶和母乳）和鸡蛋里，只是燕窝是目前人类食物里唾液酸含量最高的（干燥燕窝中唾液酸的含量大约为10%）。但在实际食用过程中，燕窝经过泡发烹饪后，其中任何营养物质的含量都会显著降低。考虑到食用频率和成本因素，对于希望补充唾液酸的消费者而言，鸡蛋和牛奶是更为经济且实惠的选择。

吃燕窝有哪些潜在的食品安全问题？

不建议大众通过食用燕窝来养生，不仅是因为燕窝在营养上并无显著优势，还因为燕窝市场存在诸多乱象，食品安全风险较高。食用燕窝可能引发过敏反应，其症状包括皮肤瘙痒、发红、起皮疹、肠胃不适、恶心呕吐等，孕妇和婴幼儿尤其需要注意。然而这些群体向来是燕窝的主要消费人群，有些家庭还喜欢给婴幼儿吃燕窝，认为其对身体有益，燕窝商家也倾向于向这类人群做宣传。虽然对燕窝过敏的人群比例不高，但实际发生的过敏案例仍不容忽视。

此外，燕窝市场的食品造假问题也不容忽视。比如2011年暴发的"血燕事件"就是一个典型。由于公众对红色燕窝的追捧，认为其含有特殊的营养成分，商家也大肆宣传血燕，并制造了大量的红色燕窝。令人震惊的是，这些血燕是通过添加亚硝酸盐发色，或者用燕子的粪便进行发酵使燕窝变成红色的，导致燕窝中含有大量的亚硝酸盐，这样的"血燕"不仅无法提供人体所需的营养物质，反而可能对健康造成严重危害。

实际上，燕子吐血做窝的说法纯属虚构，燕子不可能分泌红色的唾液。天然燕窝里偶尔发现的红色部分，是由于燕子在岩洞内筑巢时，周围环境中的矿物质渗透进了燕窝，并对其进行染色所致，比如铁元素可能就会使燕窝呈现红色。这一现象同时揭示了另一个风险：并非所有矿物质对人体都是安全的，如果自然环境中重金属含量超标，那么燕窝也可能因此受到污染。此外，为了追求更白净的燕窝，商家会用硫黄熏蒸，对燕窝进行漂白处理，这可能导致燕窝中的二氧化硫含量超标。在严格的市场监管下，这些风险或许越来越少了，通过正规渠道购买的燕窝大多数还是安全的，但考虑到燕窝的实际营养价值，以及其相对较高的价格，我认为消费者没有必要承担这些潜在的风险。

代糖

人类对糖有一种偏爱，尤其是含糖饮料，如可乐、奶茶等，已经成为全球的风潮，许多人对其情有独钟。现代营养学研究发现，摄入过多的糖分对身体健康有许多不良影响，因此，如何有效控制糖分摄入成为全世界嗜糖者的共同关注点。食品工业提出来一种解决方案，开发出了在保持甜味的同时不产生热量或只产生极少热量的食品，代糖就此产生。

在食品工业中，代糖又被称作甜味剂，是一种食品添加剂，其特点是能提供与糖类似的甜味，却几乎不含热量或热量极低。近年来，随着对健康饮食意识的提高，对代糖的研发和应用成为食品工业一个热门趋势，各种类型的代糖被广泛应用于食品和饮料行业，以满足消费者对低热量或无糖产品的需求。

目前市场上代糖的应用非常广泛，最常见的代糖应用产品是无糖饮料，有的无糖饮料还标注"0糖0脂0卡"。然而，并

第三章 有争议的食物

非所有标有"无糖"标签的饮料都符合这一标准。我国在《预包装食品营养标签通则（2011）》中对无糖饮料的相关规定为：只有当液体食品每100毫升的含糖量不超过0.5克时，产品才能在包装上标识为无糖饮料或者标注为不含糖。

从整个食品工业的历史来看，代糖及其衍生的无糖饮料在人类社会出现的时间仅有百余年的历史，相对于人类长期熟悉的蔗糖、蜂蜜等天然糖而言，代糖无疑是一个新事物。自1995年可口可乐公司推出健怡可乐以来，代糖饮料才开始进入了大众视野，2005年可口可乐公司又推出了使用不同种类代糖的零度可乐。不过，无论是健怡可乐还是零度可乐，上市之后并未引起强烈反响，反而受到消费者关于口感的批评。近年来，随着网络上对糖分摄入的关注愈发强烈，人们对代糖饮料的需求逐渐上升。如今，超市的货架上出现了众多品牌的代糖饮料，其代糖种类更多、配方更复杂，口味和口感也得到了显著提升，提高了大众的接受度。

目前我国允许使用的常见代糖有：阿斯巴甜、甜蜜素、糖精钠、甜菊糖苷、罗汉果糖苷、木糖醇、赤藓糖醇、三氯蔗糖/蔗糖素、纽甜。

围绕代糖的争议从它诞生以来一直存在，其中之一便是它的口味和口感。许多消费者认为，无糖饮料的口感无法与含糖饮料相媲美，真正的糖的味道无法被替代。事实上，世界上的甜味千差万别，仔细品尝就会发现，不同种类的糖带来的甜味体验各有千秋。

在自然界中，葡萄糖、果糖、蔗糖是最常见的糖类，如果把这3种糖类的同等浓度溶液置于面前，相信大多数人都能分辨出它们之间的区别。葡萄糖和果糖作为单糖，是糖的最小单位，它们的特点是甜味比较单一，来得快去得也快，但在同等浓度下果糖的甜度远超葡萄糖。蔗糖被誉为糖中王者，是一种双糖，由一分子葡萄糖和一分子果糖聚合而成，因此同时拥有葡萄糖和果糖的独特滋味，以其纯净而饱满的甜度和悠长的回味而备受消费者喜爱。

在代糖的研发过程中，食品研发人员致力于模拟出蔗糖的完美甜味，然而结果往往难以达到预期效果。合成代糖尤其如此，总是有各种各样的缺陷：它们可能带有苦味、涩味、金属味，或者甜味单薄，带有中药味……总之，无法与蔗糖相媲美。

网络上对代糖饮料的评论中，不乏"回味有苦味"或者"甜味怪怪的"之类的负面描述。幸运的是，食品研发人员通过改进配方，弥补了这些不足。近年来，市面上出现的一些复配代糖饮料通过结合多种甜味剂，使它们协同发挥作用，使产品的味道、口感更接近蔗糖，所以在选择无糖饮料时，如果追求更自然饱满的甜味，可以留意配料表，选择使用多种甜味剂

第三章 有争议的食物

复配的产品。

代糖的另一个争议是食品安全。各种代糖尤其是合成代糖在食品中的应用仅有百余年的历史，部分品种的应用时间甚至更短，人们对这些较新的食品添加剂持有怀疑态度，担心它们可能存在未知风险或者对人体健康产生危害。这种担忧在一定程度上也得到了科学研究的验证。

代糖的安全性一直是科学研究的热点话题，每年都有许多研究对其进行新探索，其中一些研究结果是负面的，认为代糖的使用会对健康产生不良影响。例如有研究认为，代糖会影响人的神经系统，让人产生饥饿感，从而增加食量，摄入更多热量，对减肥并无益处。有研究认为，部分代糖，如阿斯巴甜会降低胰岛素的敏感性，甚至可能会影响下一代，增加其出现早期肥胖的概率。有研究认为，某些代糖会改变肠道菌群构成，从而影响肠道微生态，甚至可能引发菌群失调。还有研究认为，代糖会促进全身炎症反应。

关于代糖的争议反映了一个事实：使用代糖替代传统的糖是一种新兴的趋势，随着甜味剂在全球范围内的使用日益增多，人们迫切寻求更高效、更安全的新型甜味剂，并探索其安全使用方法，所以相关的研究也日益增多。网络上关于代糖的新消息层出不穷，引起了公众的广泛关注。早在2016年，由于当时网络上广泛流传着代糖会导致肥胖及代糖危害健康的说法，国家相关部门对此给予高度重视，食品药品监督管理总局发布了《食品安全风险解析》，并组织有关专家对甜味剂进行了科学解读。得出的结论是：只要科学合理地使用，甜味剂是很安全的。

关于食品中甜味剂的使用，我国制定了相关的国家标准，即《GB 2760食品安全国家标准——食品添加剂使用标准》。

2023年，代糖又成为人们讨论的焦点，并引起了轰动——国际癌症研究机构、世界卫生组织、粮食及农业组织、食品添加剂联合专家委员会发布了阿斯巴甜对健康影响的评估结果，宣布将阿斯巴甜列入致癌物清单中的2B类致癌物，这意味着世界卫生组织认为阿斯巴甜"有可能对人类致癌"。

国际癌症研究机构的致癌物清单把致癌物分为三类。

1类：明确致癌物，对人类致癌性证据充分。

2类：可能致癌物，又分A、B两组，2A类很可能对人类致癌，在对人类的调查或试验中致癌性证据有限，但对动物致癌性证据充分；2B类可能对人类致癌，对人类和动物的调查和试验中致癌性证据都不充分。

3类：潜在致癌物，只是怀疑有致癌的可能性，但现有证据未能证明其致癌性，目前还无法分级。

阿斯巴甜被国际癌症研究机构列为2B类致癌物，这意味着该物质有可能对人类具有致癌性，但目前尚缺乏有效充分的证据证明其致癌性。顺便说一下，烟草和酒精被列为1类致癌物，红肉和65℃以上的热水被列为2A类致癌物，这些物质的致癌风险等级都高于阿斯巴甜。

针对阿斯巴甜致癌疑虑，我国国家食品安全风险评估中心联合国家癌症中心发文称，阿斯巴甜按照我国现行标准规范使用可以保障安全。目前，我国标准下允许使用的甜味剂，无论是天然的还是合成的，都经过了国际及国内食品安全机构的严格评估，并且在我国国家标准中规定了其使用范围和允许最高添加量。因此，在规范使用条件下，这些甜味剂的安全性是可以保障的。然而，安全不等于健康，比如糖和盐的正常食用都是安全的，但是摄入太多会对健康造成不利影响。代糖也是这样，安全并不意味着健康，一些研究发现某些代糖对人体健康方面的负面影响也应该引起重视。

但现在我们已经明确知道，糖分摄入过量会对人体造成危害，而代糖几乎没有热量或者热量极低且不会使血糖升高，是肥胖人群和糖尿病人群想吃糖时的一种很好的替代品。在对食物进行选择时，人们实际上是在对各种利弊进行权衡，应该尽可能全面了解这些食物的优缺点，然后做出明智的决定。对于普通消费者而言，没有办法深入了解每个细节，那么相信国家权威机构往往比相信某些个人要可靠。就我个人而言，我对健康饮料的排名是：白开水位居第一，代糖饮料次之，最后是传统含糖饮料。白开水无疑是最安全、最健康的,对于代糖饮料我虽然不会很排斥,但也不建议过量饮用。我个人觉得,代糖饮料比传统糖饮料更健康,尤其是对肥胖人群和糖尿病患者而言。

猪油

猪油因含有较高比例的饱和脂肪而备受争议。人们普遍认为饱和脂肪的过多摄入与心血管疾病之间存在关联，这也是猪油被认为不健康的主要原因。

关于饱和脂肪与健康的关系的争论在全世界范围内已经持续了好多年，至今仍然未有定论。

早期的研究表明，过量摄入饱和脂肪可能会增加心血管疾病的发病风险，并可能引发2型糖尿病与某些癌症。基于这些发现，饱和脂肪有害论成为主流观点。然而近几年的研究发现，饱和脂肪和心血管疾病之间的关联似乎并不明确，这也引发了关于饱和脂肪的重新评估和讨论。

这些研究发现促使许多媒体或自媒体开始抛出相反的论点，有的甚至提出"饱和脂肪无害""猪油比植物油更健康"的观点。这些观点吸引了一部分人群的关注和支持，毕竟猪油在我国有着深厚的文化根基和相当广泛的群众基础，在植物油尚未工业化生产和普及的年代里，猪油是许多家庭必备的烹饪用油。不可否认，猪油的独特味道也使其在烹饪中备受欢迎。

如果猪油的营养成分被证实是更健康的，那将是一个令人欣喜的消息，然而必须基于科学研究和客观事实来评估食物对健康的影响。关于饱和脂肪的争议，尽管目前存在2种相对立的观点，还没有一个绝对的定论，但目前世界范围内的主流权威机构，如世界卫生组织、美国食品药品监督管理局、美国心脏病协会、美国农业部、中国营养学会等，仍然坚持认为摄入过多饱和脂肪将对人体健康产生不利影响，尤其是对心血管健康不利。

下面列举一些证据：

2018年5月7日，世界卫生组织在日内瓦对饱和脂肪和反式脂肪摄入指南草案进行了公众咨询。世界卫生组织建议，人们每天的热量摄入中，来自饱和脂肪的热量不应超过10%，来自反式脂肪的热量不应超过1%，这是为了降低患心血管疾病的风险。此外，世界卫生组织还建议脂肪摄入总量不应超过能量摄入总量的30%，以防体重出现不必要的增长。

世界卫生组织营养促进健康和发展司司长弗朗西斯科·布兰卡指出，应高度关注饮食中的饱和脂肪和反式脂肪，这是因为大量摄入这类脂肪与心血管疾病风险增加有关。世界卫生组织进一步建议，应该以富含多不饱和脂肪的食物来代替含饱和

第三章 有争议的食物

脂肪和反式脂肪的食物，如鱼类、菜籽油和橄榄油，这样的饮食调整能显著降低罹患冠心病等疾病的风险。

值得注意的是，这一建议是在饱和脂肪反转论调大规模爆发之后提出的，世卫组织即使在面对关于饱和脂肪的反转研究和媒体的讨论时，仍然重申饱和脂肪有害的论点。

《美国居民膳食指南最新版（2020）》也提出了类似建议，强调限制来自添加糖和饱和脂肪的能量摄入，并减少钠的摄入量。该指南鼓励人们采取低添加糖、低饱和脂肪和低钠的饮食模式，减少摄入含有这些成分高的食物和饮料，更加有利于维持健康。

中国营养学会在《中国居民膳食指南（2016）》中指出，我国居民在烹调油和脂肪摄入方面存在过量问题，而这正是造成人体超重或肥胖的重要危险因素之一。该指南进一步强调，膳食中饱和脂肪酸摄入量显著影响血脂水平，特别是血清胆固醇水平的升高已被证实是动脉粥样硬化的重要因素。世界卫生组织和《中国居民膳食营养素参考摄入量（2013）》都建议，饱和脂肪酸的摄入量应控制在膳食总能量的10%以下。

虽然近年来有部分研究表明，脂肪和饱和脂肪与胆固醇、心血管疾病并无明确的相关性，但目前世界卫生组织并未更改对于公众的指导建议。

做一个长寿的年轻人

美国心脏协会2017年6月15日发布了一份官方科学报告,综述并讨论了膳食脂肪与心血管疾病之间的关联性,评估了饱和脂肪的摄入量对健康的影响,该报告还特别关注了代之以其他类型的脂肪或碳水化合物时,与心血管疾病之间的关系。根据随机对照试验的数据,报告指出:减少膳食饱和脂肪摄入量,并以多不饱和植物油代替,能够降低约30%的心血管疾病发生率,这一效果与他汀类药物治疗效果相当。

根据一系列完整而严谨的科学证据,美国心脏协会坚信:降低饱和脂肪的摄入量并以不饱和脂肪代之,尤其是多不饱和脂肪,可以显著降低心血管疾病的发病率。由于饮食习惯的差异,关于饱和脂肪的争议,在我国主要集中于猪油,因为猪油在我国的饮食文化中占有重要地位;在美国人们关于饱和脂肪的争论更多地集中于椰子油。

椰子油在美国具有极高的人气,网络上广泛流传其有多种功效,包括排毒养颜、保持青春、瘦身减肥、去除口臭、预防心血管疾病、预防糖尿病等,并且椰子油老少皆宜,不仅限于内服,还被推荐外用。在其最受欢迎的时期,由于许多明星和超模的推荐,椰子油成为一种时尚的健康选择。2016年《纽约时报》针对椰子油进行了一项调查,结果显示,高达72%的民众认为椰子油是一种健康的食物,这可能是美国心脏协会在2017年发布的关于饱和脂肪的报告中言辞激烈且立场坚定的原

第三章　有争议的食物

因之一。

总而言之，对于猪油的摄入问题，关键在于权衡利弊。尽管一些研究表明饱和脂肪或许并不像之前认为的那样有害，但也不能因此认为饱和脂肪是健康食品。目前我国居民无论是总脂肪摄入量还是饱和脂肪摄入量，都普遍超过了推荐值，所以日常生活中还是建议适量减少油脂摄入，尤其是猪油。此外，鉴于大部分人在日常饮食中已经通过猪肉摄入了较多脂肪，因此更不建议使用猪油作为日常烹饪油。

第四章 营养补充剂

营养补充剂，用还是不用

吃一日三餐是为了获取各种营养，而现代科学已经研发出各种各样的营养补充剂，那么是否可以像科幻作品里写的那样，通过每天服用一颗小药丸来满足人体日常所需的营养，从而摒弃一日三餐？退一步讲，是否可以用营养补充剂替代一部分膳食，比如用维生素C替代蔬菜水果，用钙片替代牛奶？

答案是否定的。营养学一致强调，人们应优先从各种天然食物中获取所需的营养，并提倡均衡膳食，在没有必要的情况下，尽量避免使用营养补充剂替代天然食物。中国营养学会提倡的饮食模式强调食物多样化，建议每天摄入12种以上不同的食物，每周至少25种（不包括调料），并且要包含谷物类、肉蛋奶类、蔬菜类、水果类等多个种类。

为什么要这样做？最简单的原因就是现代科学还无法完全揭秘大自然的精妙和复杂程度，各种天然食物的营养成分错综复杂，人类科学还没有完全研究明白，更不能把每一种营养成分分离出来单独生产，即便生产出来了，其产生的效果与天然食物也是不一样的。我们现在研究得比较多的，比如三大供能营养素：糖、脂肪、蛋白质，七大人体营养素：糖、脂肪、蛋白质、水、维生素、矿物质、膳食纤维。每一个大类展开来讲又都是千变万化的，比如糖就有单糖、双糖、多糖等无数种形式；脂肪包括必需脂肪酸和非必需脂肪酸，又可以分为短链、长链、中链等氨基酸；蛋白质的种类就更多了。

再来说说维生素。一种维生素有多种分子式，例如B族维生素就是一个大家族，常见的有维生素B_1、维生素B_6、维生素B_{12}和它们的衍生物、前体物、类似物，各种同分异构体又是不胜枚举。

钙、磷、钾、铁、锌、硒等矿物质，在不同的食物中有不同的存在方式，有着不同的吸收率。比如铁元素在食物中可分为二价铁和三价铁，它们的吸收率大不一样。

这表明，自然界中的食物所含营养素的复杂程度远远超出了我们的想象。假设要将一种普通食物里的成分一一分离、提纯，而且还要保持原有的生物活性，并长期保存以供人随时食用，这无疑是一项极其艰难的任务。而在现实生活中，只要摄入这些天然食物，就可以轻松吸收它的各种复杂的营养成分，

第四章 营养补充剂

这就是营养师始终倡导从日常天然膳食中获取所需营养，而不要过度依赖营养补充剂的原因。

当然，这并不意味着营养补充剂的存在是没必要的或者应该完全避免使用它们，毕竟绝对完美的膳食在现实生活中几乎是理想化的状态，大量人群或多或少地面临着某些营养素缺乏，所以在很多时候合理地使用营养补充剂是非常有必要的。

营养补充剂，该用还得用

随着经济的发展和物质水平的提高，大多数人对食物的需求都可以得到充分满足，甚至出现了许多食物供应过剩的情况。在进行营养学科普时，经常会听到这样一种观点——"现代人营养已经足够好了，现在的人普遍营养过剩，到处都是超重者，没有必要再补充营养了！"

这种观点实际上是普遍存在的，它错误地把"营养"和"能量"混为一谈，而忽略了人体所需的营养素种类大致可分为几十种，能量只是评价营养的其中一个方面，不能代表一个人整体的膳食营养水平。

"吃饱"不等于"吃好"。

为了维持身体健康，人体不仅需要适宜的能量、碳水化合物、脂类、蛋白质等基本营养素，还需要包括铁、锌、硒、碘等在内的 16 种矿物元素，以及维生素 A、维生素 E、叶酸等 13 种维生素。哪怕每顿饭都吃到饱，实际上可能只是满足了碳水化合物、蛋白质等基本的身体需求，有时甚至过量，而维生素、矿物质等的摄入量可能远远不够。在这种情况下，身体的营养需求仍然处于"饥饿"的状态。

世界卫生组织把这种现象称为"隐性饥饿"。联合国粮食及农业组织的资料显示：全球约有 20 亿人存在"隐性饥饿"的问题，而在中国，受到"隐性饥饿"影响的人口可能高达3亿。也就是说，每 5 个人中就有 1 个人摄入营养不足，处于"隐性饥饿"状态。

"隐性饥饿"之所以隐性，是因为并非所有的营养素缺乏都会有明显的身体症状。营养缺乏可以大致划分为 2 个层次：首先是严重缺乏，这种情况需要医学干预和治疗；其次是隐性缺乏，也称为边缘性缺乏、亚缺乏，这种情况通常不需要医学治疗，可以通过调整饮食习惯来解决。

例如，长期严重缺乏维生素C可能会导致坏血病，严重的还会危及生命，这种情况就需要立即进行医学治疗。然而在现代社会，大部分人并不会患上坏血病，但维生素C的隐性缺乏很普遍，那些蔬菜水果吃得少的人都有可能缺乏维生素C。这种缺乏不一定有明显现象，因此即使身体出现了某些不适症状，普通人也很少会把这种状况与维生素缺乏联系起来。

第四章 营养补充剂

近年来,"亚健康"一词变得很流行,它正是用来描述这种边缘性营养缺乏状态的。在营养学领域,专家们通常不会建议立即采用医学治疗,因为通过增加蔬菜和水果的摄入量,或者适当补充维生素C就可以有效改善这种状况。

这种"隐性饥饿"对身体健康的直接危害不大,潜在危害暂时不容易评估。即便平时身体没感觉到不适,但是也要引起重视,因为身体健康是一个长久的积累过程,疾病或许就藏在每天"看不见"的地方。

"预防大于治疗。"任何疾病都适用这个道理,这也是营养学如此重要的原因之一。现在很多人的观念是身体没毛病就不管,等身体不舒服了才去医院大力治疗,这种做法非常不正确。

那么,该如何摆脱"隐性饥饿"呢?最佳的方法是做到营养均衡,每天都要从天然多样化的食物中获取身体所需的全面营养。然而,在现代快节奏的生活方式下,仅仅靠改变饮食结构很难补充身体所需的全部营养物质,即使是营养师,也很难保证每顿饭都吃得健康科学、营养全面均衡。应在尽量改善自身饮食习惯的同时,定期检查身体,进而有针对性地使用营养补充剂。

营养补充剂的普及可以有效地改善"隐性饥饿"状态。虽然食物并不能做到吃什么补什么,但营养补充剂一定可以。因此，如果身体严重缺乏某种营养物质，就要及时使用营养补充剂补充身体所需，这与营养补充剂不能完全替代天然食物的理念并不冲突。

维生素C，当之无愧的"C位"

维生素C为什么这么火？

每一种维生素都是人体不可或缺的营养物质，尤其是维生素C，它可以说是维生素家族里最为家喻户晓的成员了。

"C位"作为一个网络用语，最早来自游戏，这个"C"有3种说法，一是Core（核心），二是Center（中心），三是Carry（带动全场），总之都有"核心""最重要"的意思，这很符合大众对维生素C的认知。

维生素C之所以备受推崇，最主要的原因是它的许多功能"很明显"：维生素C具有抗氧化、清除自由基、抗衰老、抗感染、增强免疫力、帮助胶原蛋白合成、使皮肤美白等功效。

这些功能，若单独审视，均足以吸引眼球。用明星来打个比方，维生素C犹如全能艺人，不仅会唱歌、演戏、跳舞，而且有出众的颜值和出圈的作品，加上良好的人际关系，其受欢迎程度不言而喻。相比之下，其他维生素的影响力则稍显不足，比如维生素B族就像一个偶像团体，虽然每个人都有自己的小特色，但是十几个人站在一起很难让人分辨。维生素B族也确实如此，常见的有B_1、B_2、B_3、B_6等，但大家往往不清楚维生素B_1和维生素B_2的区别是什么，也不了解它们各自的作用。

按溶解性不同，可以将维生素分为两大类：水溶性维生素和脂溶性维生素。水溶性维生素是指能溶解在水里的维生素，因为它在人体内会随水分代谢，所以它的代谢速度很快，不容易在体内累积，使用安全性高。目前维生素家族里，只有维生素C和维生素B族是水溶性维生素。而脂溶性维生素需要通过脂肪吸收和代谢，它的代谢过程更复杂，代谢时间相对更长，摄入过多会在体内累积，短时间内排不出去就可能导致过量甚至中毒，所以脂溶性维生素的安全性较低，要谨慎使用。

鉴于高安全性及其广泛的应用领域，维生素C在各种食品、药品、保健品中被批准使用的范围较广，市面上的相关产品种类繁多。

维生素C还被广泛应用于食品添加剂领域。在食品工业里，维生素C是常见的抗氧化剂，加在各种食品中可以起到防止食品腐败、保护食品色泽、增强食品营养等作用。如果留意一下食品配料表，维生素C随处可见，有时不一定以"维生素C"作为标识，而是以它的化学名称——抗坏血酸，或者它的钠盐——抗坏血酸钠为标识。

什么情况下需要额外补充维生素C？

维生素C是水溶性维生素，水溶性维生素的一大特点是吸收得快、代谢得也快，因为随时都在代谢，所以每天都需要补充足够的维生素C。我们每天都应该摄入一些新鲜的蔬菜水果，蔬菜水果中富含天然的维生素C，因此只要保持良好的饮食习惯，通常都能够满足身体对日常维生素C的需求。

事实上并不是每个人都能坚持健康饮食，并且在一些特殊状况下，身体可能短期内对维生素C的需求会增加。维生素C对细胞有保护作用，它不仅可以抗氧化，还可以促进伤口愈合等。所以当身体接触到较多污染物，受到外来物伤害导致肉体受伤时，在细胞修复和伤口愈合的过程中，对维生素C的需求会显著提升。

具体而言，不良的饮食习惯如抽烟、喝酒、吃烧烤及油炸食品等，会使体内积累有害物质，对身体健康的影响较大，在这些情况下，就需要更多的维生素C来保护我们的细胞。此外，感冒、上火，或者被细菌、病毒感染时，也需要更多的维生素C来增强身体的免疫力，并辅助消除炎症。对于晒伤、摔伤，或者处于手术恢复期，也需要增加对维生素C的摄入，因为维生素

C可以促进肌肤修复和伤口愈合。身体缺铁时，尤其是患女性常见的缺铁性贫血时，维生素C的辅助作用也不容忽视，因为它可以促进身体对铁元素的吸收。

药店里不同价格的维生素C有什么区别？

网络上流传着一个关于维生素C的著名讨论：药店里2元一瓶的维生素C和98元一瓶的维生素C在营养价值上有什么区别？

如果去药房，通常会发现放在显眼处的维生素C都是较贵的产品，药店工作人员一般也会推荐购买更贵的。同时，另一种维生素C仅需两三块钱，且包装简单，一瓶有100片，价格便宜，分量又大，如果你不主动询问，药店工作人员也不会推荐这种维生素C。其实它们的功效一样，只是因为98元一瓶的维生素C被归类于保健品，而2元一瓶的维生素C被视为药品，两者价格差距较大，利润不同。

"药字号""健字号""食字号"的区别是什么？

药字号：药品的批准文号，也叫国药准字号，代表这款产品属于具有治疗功效的药品。药字号通常在包装上以"国药准字××××"来标识。

健字号：保健食品的批准文号，代表这款产品属于保健食品，是食品而非药品。它具有保健功能，但不具备明确的治疗效果，不能用于治疗。健字号在包装上以"国食健注××××""食健备××××"来标识。

食字号：食品的批准文号，代表这款产品属于普通食品。我国规定，普通食品不得声称具有功效性。食字号在包装上以"SC××××"来标识。

推荐大家购买"药字号"的维生素C，它既便宜又安全，因为我国对药品的监管比对保健品更严格。作为药品，在成分、功效性、产品质量等各方面都必须符合药品的相关规定，无论价格高低，都必须遵守规定才能生产出售。尽管保健品相对于普通食品来说功效性可能更为显著，但是与药品相比，其功效性往往缺乏同等程度的保障，且受到各方面的监管也相对宽松。另外，市面上存在众多标有"食字号"的维生素C产品，比如维生素C泡腾片、维生素C软糖等，这些产品仅属于普通食品的范畴，并不满足保健品的界定标准。

从安全性角度来看，药品通常被认为是监管和测试最为严格的产品，其次是保健品，食品则位于监管的最低层级。然而，这并不意味着2元一瓶的维生素C就是最佳选择，也并不意味着购买98元一瓶的保健品维生素C就是"智商税"。

几年前，我推荐大家购买2元一瓶的维生素C时曾带着一丝自豪的心态——认为自己掌握了正确的购买方式，并且不会被营销所左右。但是随着年龄的增长，思考问题的方式也发生了变化，我开始理解并认同98元的维生素C也有其存在的价值，愿意买它的人也谈不上花了"智商税"，只是选择不同。

近年来，由于胃部不适，我曾被确诊胃食道反流，经常遭受烧心和泛酸的困扰。而维生素C本身就属于一种酸，对胃部有刺激，胃部不适的时候服用药用维生素C，会加重反酸的症状。药用维生素C通常为小片剂型，一般都是吞服，虽然理论上也可以含在嘴里让其慢慢溶解，但其酸爽的味道实在让人难以忍受。比较贵的保健品维生素C具有缓释功能，而且口感更佳，能够缓解不适，对胃的刺激也显著减小。那些属于普通食品类别的维生素C泡腾片、维生素C软糖、维生素C饮料等，价格亲民，口感更佳，日常使用也十分便捷。价格适中的维生素C泡腾片，一片即能泡一大杯饮料，味道不错，而且含糖量适中，甚至还能冷藏后慢慢享用。

综上所述，不同的维生素C产品适用于不同的情境，消费者完全可以根据自身的需求进行选择。

维生素C吃多少会过量？

对普通成年人而言，维生素C的推荐摄入量是每人每天100毫克，但它的可耐受最高摄入量则为每人每天高达2000毫克。

推荐摄入量（RNI）：指的是为满足大多数人的营养需求而

第四章 营养补充剂

设定的每日摄入某种营养素的标准，该标准基于现有科学证据制定，旨在确保人体获得必要的营养。RNI被视为营养素摄入的黄金标准，适用于大多数人群。

适宜摄入量：当现有的科学研究资料不足以制定精确的RNI时，根据现有的试验或观察来推断适宜摄入量。适宜摄入量作为一种替代方案被提出。

可耐受最高摄入量：该标准定义了每日摄入某种营养素的最大值。在此摄入量以下，大部分人不会面临健康风险，然而，一旦过量则可能带来潜在的危害，且风险随着摄入量的增加而增大。

值得注意的是，目前作为保健品或药品的维生素C剂量各有不同，常见的剂量是每片含100毫克维生素C。摄入1片即可满足成年人1天的推荐摄入量，而要达到可耐受最高摄入量，可能每天需要摄入20片。

并非所有市售的维生素C产品单片的含量均为100毫克，部分产品的单片维生素C含量可能高达300毫克甚至更多。总之，合理使用维生素C补充剂是比较安全的，但还是建议尽量通过蔬菜水果等天然食物来补充日常所需的维生素C，以减少对补充剂的依赖。

冷知识：维生素C是人体需要量最大的一种维生素。要维持人体正常的生理功能，对于大部分维生素的需要量都较低，通

做一个长寿的年轻人

常以毫克或微克计量,每日推荐摄入量都低于 20 毫克,但维生素C的推荐摄入量高达 100 毫克,说明其在维持人体正常生理功能中的重要作用。

维生素B族，人体最强辅助

维生素B是由十几种维生素集合而成的大家庭，统称为维生素B族或B族维生素。虽然它们在化学结构上各有差异，但在生理功能上展现出许多相似之处，均为水溶性维生素，都是作为辅酶参与人体新陈代谢，对维持人体正常生理功能至关重要。每一个细胞的正常运作都需要维生素B的参与，一旦缺乏某种或多种维生素B时，就可能导致代谢异常，进而影响人体细胞功能，引发一系列健康问题。

维生素B"大家族"

在维生素科学初现时，人类只发现了维生素A和维生素B_1这2种，按照脂溶性和水溶性来分类，维生素A被归类为脂溶性维生素，维生素B被归类为水溶性维生素。随着新的水溶性维生素的发现，科学家开始在维生素B_1的基础上进行编号，依次将其命名为维生素B_2、维生素B_3、维生素B_4……

随着研究的深入，科学家发现这种命名法有一定的局限性，部分维生素的生理功能差异较大，同时新的脂溶性维生素，如维生素D、维生素E等也被发现，所以维生素的命名体系经历了一次重构，就形成了现在的维生素ABCDE体系，而那些在生理功能上具有协同作用和相似性的水溶性维生素仍然被归类于维生素B的大家族。

其实维生素B族内部的命名也很混乱，比如维生素B_1、维生素B_2、维生素B_3很常见，维生素B_4却少有耳闻。其实维生素B_4就是腺嘌呤，刚开始科学家以为它是维生素，经过研究最终发现腺嘌呤不属于维生素，所以就将它从维生素B族中除名了。

维生素B_8、维生素B_{10}、维生素B_{11}等也是同样的情况。维生素B族中现有的成员往往拥有多个名称，比如维生素B_3除了被称为烟酸外，还有维生素PP的别称；维生素B_5被称为泛酸；维生素B_9则以叶酸的名字广为人知……

缺乏维生素B_1可能会导致脚气病。脚气病的症状表现在很多方面，如肠胃蠕动减缓、食欲减退、消化不良、精神萎靡、肌肉无力、身体容易感到酸痛、心悸、胸闷及呼吸困难，等等。这些症状的出现，凸显了维生素B_1在维持身体机能方面的重要作用。

缺乏维生素B_2则主要表现为皮炎，尤其是口角炎、舌炎、

第四章　营养补充剂

口腔溃疡等炎症性疾病。此外，缺乏维生素B_2还可能导致眼部问题，如眼睛干涩疲劳、视物模糊，严重时甚至会出现结膜炎等眼部炎症。脸上皮肤也可能会因为缺乏维生素B_2而变得干涩脱皮，同时伴有油脂分泌过多，从而引发皮炎。

缺乏维生素B_3同样可能引发皮炎，表现为皮肤发红、粗糙，其他症状还包括精神不振、易疲劳、睡眠质量下降，以及心血管系统不适等。

综上所述可以发现，不同类型的维生素缺乏可能导致相似的症状，比如皮肤问题、肠胃问题、精神问题等。这一现象说明了维生素B族的各个成员之间有很强的协同作用，以及它们在维持身体健康方面的集体重要性。但凡缺乏维生素B族里的其中一种，其他的维生素B也无法完全发挥作用，所以营养学科普知识时常用"木桶效应"来描述B族这种团结协作的特性。因此，任何一种维生素B的缺乏，都可能会影响到全身各个系统的健康，维生素B族中的每一个成员都扮演着关键角色。

哪些人群需要补充维生素B？

维生素B普遍存在于多种食物里，但不同的食物中维生素B的含量有所差异。例如，全谷物、坚果、豆类和瘦肉富含维生素B_1，乳制品、深绿色蔬菜和鱼类富含维生素B_2，而动物肝脏则是维生素B_{12}的重要来源……

均衡地摄入各类食物,可以确保身体获得所需的各类维生素B。然而,由于生活节奏加快,许多人难以保持均衡的饮食,这可能导致部分维生素B的缺乏。此外,各种不良生活习惯,比如抽烟、喝酒、熬夜等,还会增加身体对维生素B的需求。这些不良习惯可能加剧维生素B缺乏的状况。

下面介绍一下可能会出现维生素B缺乏的人群。

主食过于精细的人群

精米、白面或粉条等精细加工的主食虽然口感好,但在加工过程中往往损失了大量的营养素,比如维生素B_1。经常食用精加工碳水可能会导致维生素B_1摄入不足,因为维生素B_1存在于各种谷物的种皮里。

挑食偏食的人群

偏食会导致某些维生素的缺乏。例如,喜欢吃肉而较少吃蔬菜的人可能缺乏维生素B_9(叶酸),因为叶酸在绿叶菜中的含量比较丰富;不爱吃肉的人尤其是素食者则容易缺乏维生素B_{12},因为维生素B_{12}主要存在于动物性食物中;不喝牛奶,也较少吃红肉和内脏的人则可能缺乏维生素B_2。

过度吃深加工食品的人群

有一类人虽然不挑食偏食,但是喜欢吃油炸、烧烤等过度烹饪的食物,或者吃太多甜食和深加工食品。

首先,深加工食品中的维生素B容易在加工过程中流失,导致人体摄入量不足。其次,高糖高脂的食物会增加身体对维生素B的需求,维生素B需要全面参与糖、脂肪、蛋白质的代谢,当这些营养素的摄入极不均衡时,会显著提升对维生素B的需求量。最后,这些深加工的食物会对人的肠道菌群生态造成影响,影响肠道对维生素B的转化和吸收。

抽烟喝酒的人群

抽烟、喝酒都会对身体细胞造成损伤,使细胞对维生素的需求大大提升。酒精也会影响肠道菌群,导致人体对维生素B的转化和吸收下降。

经常熬夜的人群

熬夜会导致细胞损伤,还可能导致视力疲劳、肌肉疲劳、内脏和大脑疲劳等不适症状,整体新陈代谢都会受到不良影响,使人体对维生素B的需求大大提升。

精神状况不好的人群

心理压力大、情绪波动，可能需要更多的维生素B来维持神经系统的稳定。事实上，维生素B族确实具有一定的抗抑郁、抗焦虑作用。

长期服药的人群

如果患有慢性病，或者由于各种原因需要长期服药的，这些药物可能会影响肠道菌群，导致维生素B的转化和吸收变差，尤其是抗生素类药物。如果处于服药期间，在医生的指导下，可以适当考虑补充维生素B。

以上这些只是可能缺乏维生素B的各种情况，并不意味着补充维生素B就能抵消这些不良生活习惯对身体造成的影响。维生素B既无法弥补熬夜带来的损伤，也无法消除抽烟、喝酒对身体的危害，最根本的提升健康的方法仍然是改变各种不良生活习惯，通过均衡饮食和积极的生活方式来获取人体所需的维生素B。

维生素B，吃单一的还是复合的？

在药店中，消费者会发现 2 种主要的维生素B补充剂，一种是单一的维生素B，如单独的维生素B_1、维生素B_2；另一种是复合维生素B。面对这2种选择,消费者应如何做出决策?

通常情况下,若个人不确定自己缺乏哪一种维生素B,选择复合维生素B是个较为全面的方案。事实上,当消费者去药店询问购买哪种维生素B时,工作人员通常会推荐复合维生素B。

正如前文所述,维生素B族成员之间具有很强的协同作用,所以除非个人确切地知道自己只缺乏某种维生素B,否则建议选择复合维生素B。

复合维生素B通常包含维生素B_1、维生素B_2、维生素B_6、烟酰胺和泛酸等成分,这些成分往往是维生素B族里比较容易缺乏的。推荐复合维生素B的另一个原因是,维生素B作为水溶性维生素,代谢很快,安全性较高,即便仅缺乏1种维生素B,补充其他几种也不可能导致摄入过量。

然而也存在特殊情况,比如备孕期和孕早期的女性需要单独补充维生素B_9(叶酸),素食者可能需要单独补充维生素B_{12}。由于普通复合维生素B中可能不含有这2种维生素,或者含量不足,有特定需求的人群需要有针对性地选择单一补充剂。

维生素A和维生素E，不要盲目补充

除了维生素C和维生素B族都是水溶性维生素之外，其他的维生素都是脂溶性维生素。

维生素A属于脂溶性维生素，对于此类维生素的摄入，首先要强调的是：不应随意自行补充，以免造成过量的风险。与水溶性维生素相比，脂溶性维生素在体内的代谢速度较慢，如果短时间摄入过量，难以迅速被代谢，容易在身体内累积，一旦超过适宜摄入量，不仅无益于健康，还可能带来害处，甚至存在中毒的风险。

缺乏维生素A主要会影响眼睛和皮肤这2个部位。

维生素A也称视黄醇，其对眼睛和视力的重要性不言而喻。缺乏维生素A，最显著的症状是夜间视力下降和眼睛干涩，严重时夜间不能视物，所以维生素A缺乏病又叫夜盲症。

幸运的是，我国夜盲症的发生率已经大幅下降，大部分人即便存在维生素A摄入不足的情况，也不会发展到严重影响视力的程度。

维生素A缺乏不仅影响视觉健康,还会对皮肤状况产生显著的影响。维生素A在促进皮肤细胞分化和修复过程中发挥着关键作用,缺乏维生素A时皮肤的新陈代谢过程会受到干扰,导致皮脂腺分泌减少,角质层过度增生,这些变化会使皮肤变得特别干燥、粗糙,并出现角质层过厚的现象。

个人为了评估自己是否缺乏维生素A,可通过2个方面的检查来进行判断:一是检查自己是否出现了上述提到的皮肤问题或其他相关症状,二是检查自己的饮食是否包含了足够的含维生素A的食物。

在日常饮食中,富含维生素A的食物主要是动物性食物,如肝脏、红肉等,肝脏含有丰富的维生素A,适量食用肝脏就不会导致维生素A缺乏。虽然植物性食物本身不含维生素A,但一些含有胡萝卜素的彩色植物在体内可以转化为维生素A,如胡萝卜、彩椒、深绿色蔬菜等,食用这些食物也可以避免维生素A缺乏。

如果不吃或很少吃红肉和内脏,也不爱吃各种彩色和深绿色蔬菜,还可能缺乏维生素A。2010—2012年的中国居民营养摄入状况调查显示,我国居民只有23%的人维生素A的摄入量是充足的,其他人大多处于边缘性缺乏状态,即摄入量不太充足,但缺乏也不严重,没有达到需要医学干预的地步。

做一个长寿的年轻人

这种情况最好通过增加富含维生素A的食物来补充维生素A，实在做不到时再考虑使用补充剂。

另一种确定自己是否缺乏维生素A的方法是去医院检查，如果确定身体缺乏维生素A，并且医嘱建议服用维生素A补充剂，那当然要听医生的。

自行使用维生素A补充剂时一定要注意补充量，也不建议长期补充。《中国居民膳食营养素参考摄入量》中，维生素A的可耐受最高摄入量是3000微克视黄醇当量。维生素A过量可能会导致骨密度下降，影响肝功能，导致胎儿畸形（孕期体内维生素A过量）等。

如果打算自己补充维生素A，一定要查看产品包装上标注的维生素A的含量，还要评估自己饮食中维生素A的大致摄入量，以免补充过量。另外，想要更安全地补充维生素A，还有更好的选择——使用胡萝卜素来"曲线"补充。胡萝卜素在体内可以转化为维生素A，但胡萝卜素的吸收率较低，转化成维生素A的速度也慢，比直接吃维生素A要安全。并且就算一次吃了太多胡萝卜素，身体也不会把胡萝卜素全部转化成维生素A。

简而言之，吃胡萝卜素既能补充维生素A，也不会导致维生素A过量。不过，胡萝卜素吃多了可能会变成"小黄人"——过多的胡萝卜素短时间内无法排出体外，会积累在血液和皮肤

第四章　营养补充剂

里，让整个人皮肤发黄。

很多人听说维生素E能抗衰老、美容养颜等，都会买来每天吃一颗。其实这是很危险的行为，不值得提倡。虽然维生素E的确可以抗氧化，保护细胞，有一定的抗衰老作用，对维持人体神经、血管、皮肤的基本功能也有着重大意义，但是它在普通成年人中的缺乏率并不高，可以说大多数人都不缺乏。

原因之一是维生素E也是脂溶性的，在人体可以长期储存。它可以储存在人体的脂肪细胞中，大部分人体内的维生素E储量很丰富。原因之二是维生素E的食物来源很广，它在植物种子里的含量很丰富，而我国居民日常烹饪用油多以植物油为主，平时炒菜的油里已经含有足够的维生素E，如果再吃点坚果、喝点豆浆，缺乏维生素E的概率真的很低。

普通成年人维生素E的适宜摄入量是每天 14 毫克，近年的营养调查显示，我国居民大部分都超过了这个摄入量。维生素E的最高可耐受摄入量是每天 700 毫克，一般市面上的维生素E补充剂以 100 毫克 1 颗的比较常见，因此每天吃 1 颗倒不会过量，但考虑到维生素E在体内具有累积性，不建议长期吃。

已有的一些研究显示，对健康人而言，在不缺乏维生素E的情况下额外摄入更高剂量的维生素E并没有获得明显的健康收益。而维生素E过量的危害很多，可能导致肝肾负担加重，影响肝肾功能,还会影响内分泌,导致激素紊乱,无论男女,都有可能出现乳房增大等性激素异常现象,还有可能导致血压增高。最可怕的是,维生素E过量可能会影响凝血功能,使血小板聚集,形成血栓,如果出现肺栓塞,可能会要命。

综上,如果没有医嘱,不建议大家自行补充维生素E。

维生素D，终身补充

维生素D和维生素A、维生素E一样，也属于脂溶性维生素。大部分人都不缺维生素A和维生素E，但无论是老人还是小孩，大部分人都缺维生素D。

说起维生素D，大部分人对它的印象是和补钙绑定在一起的。的确，促进钙吸收是维生素D最为人熟知的功能，然而如果我们对维生素D的认识只停留在补钙上，那可就太小看它了。维生素D的功能有很多，涉及身体各个系统。

维生素D是很多人出生后的"第一口营养补充剂"，现代医学提倡新生儿在出生两周后每天补充维生素D。可以说，维生素D的缺乏从人一出生就开始了。

维生素D不只补钙

维生素D是钙的最佳搭档，它促进钙吸收的能力贯穿了钙在体内的整个循环。

维生素D可以促进食物中的钙在小肠吸收，让更多的钙从肠道进入血液。维生素D能帮助把钙运转到骨骼中，让血液中的钙转化为骨骼中的钙，从而增强骨密度；还能增加肾小管对钙的重吸收，避免体内的钙随着尿液流失，进一步提高钙的吸收利用率。

如果缺乏维生素D，摄入再多的钙都无法保证正常吸收，更何况大部分国人都没有摄入充足的钙。

维生素D能增强免疫力

其实所有的维生素都有增强免疫力的功能，毕竟维生素是维持生命不可或缺的元素，缺了哪一个，免疫力都会受损。维生素D当然也不例外，它可以减少身体的炎症反应，调控免疫细胞的抗炎能力。

维生素D能调节细胞的生长和分化

维生素D的这一功能体现为可以促进皮肤的新陈代谢，使皮肤维持正常的修复功能，抑制角化细胞的过度增殖。因此充足的维生素D可以帮助皮肤保持弹性和光滑，缺乏维生素D则会导致皮肤干燥、皱纹增加，容易敏感发红、起湿疹等。

对于一些涉及细胞增殖的疾病，如白血病、癌症来说，维生素D有救命的作用。白血病也是癌症的一种，是骨髓造血干细

第四章 营养补充剂

胞恶性增殖的一种血液恶性肿瘤。有研究发现，白血病患者体内的维生素D水平通常较低。

一项研究分析了172个国家的白血病分布情况后发现，白血病在远离赤道的国家中发病率较高，这些国家的共同点是紫外线辐射水平较低，因此这些国家的人通过晒太阳获得的维生素D也较少。科学家通过这些研究认为，较低的紫外线辐射水平和维生素D水平可能与白血病的发生有关，而增加紫外线辐射水平和维生素D水平或许可以帮助预防白血病的发生。不过这些观点目前处于推论阶段，还没有充分的科学证据来验证。

另外还有多项研究发现，缺乏维生素D和多种癌症的发生和发展有关，维生素D不仅可以预防癌症，还能抑制癌细胞增殖，延长患癌人群的生存时间。

维生素D能调节人的情绪

近年来越来越多的研究表明，维生素D与人的情绪和心理状态有关，缺乏维生素D可能会导致情绪低落，更容易出现抑郁、焦虑等负面情绪。研究发现，维生素D水平低和患抑郁症存在相关性。

为什么人体这么容易缺乏维生素D？

成年人获取维生素D主要有两大途径：食物摄入和通过晒太

阳使皮肤自行合成。前者获取的叫外源性维生素D，后者获取的叫内源性维生素D。

维生素D非常特殊，其他维生素基本上都可以从食物中摄取，但维生素D在各种食物中的含量不多。想通过天然食物补充维生素D，可以优先选择鱼类和动物肝脏，尤其是富含脂肪的海鱼。

很多80后、90后小时候应该都吃过鱼肝油，那是从深海鱼如鲨鱼、鳕鱼等鱼类的肝脏中提炼的脂肪，其中富含维生素A和维生素D，是以前医生推荐给儿童补充维生素A和维生素D的常用补充剂。刚出生的新生儿可以从母体中获得一些维生素D，但很快就会用完，所以新生儿需要从出生2周内就开始每天都补充10微克的维生素D。过去医生建议使用鱼肝油，现在换成了维生素D滴剂。

其他天然食物很少像海鱼和肝脏含有这么丰富的维生素D，鸡蛋黄、牛奶、干香菇等也含有维生素D，但相对比较少。各类蔬菜、水果、谷物等几乎不含维生素D。

按照一般人的饮食，仅通过天然食物摄入维生素D距离满足人体对维生素D的需求还很远。肯定会有人说，那我们不是还能晒太阳吗？晒太阳多容易啊，还不要钱。

事实上，在不使用补充剂的情况下，人体中的大部分维生素D确实是靠晒太阳获取的。我们的皮下脂肪里有一种叫作7-脱氢胆固醇的物质，它是维生素D的前体物质，在体内经过紫外线照射可以转化成维生素D。理想状态下，人体所需的80%以上的维生素D都可以通过晒太阳获取。

但我们不能把事情想得太简单了，问题在于，现代人晒太阳的时间和效率可能比大部分人想象的低得多。

一是现代人户外活动时间较过去大大减少，在阳光下活动的时间更少，尤其是朝九晚五在室内工作的上班族，可能只有上班路上能短暂地晒一下太阳。

二是现代人穿的衣服比较多，大多数人除了夏季露胳膊露腿，别的季节都穿长袖，裸露的皮肤不多。

三是现代人比较怕晒，比如夏天，好不容易可以露胳膊露腿，但许多人整天穿着防晒衣。实际上，从医学的角度讲，不鼓励大家过多地通过晒太阳来补充维生素D，因为有罹患皮肤癌的风险。想恰到好处地晒足太阳补充足够的维生素D而又不伤害皮肤，也挺难的。

四是由于天气和地理因素，很多地区的阳光较少，紫外线不强。比如四川盆地，冬天阳光很少，紫外线不够。一项针对成都市成年人的调查，分析了某一整年内去医院查维生素D水平的检查结果后发现，成都人全年维生素D充足者不足25%，而其中8月和9月这2个月成都人的维生素D水平普遍较高，11月为全年最低。可见维生素D水平和气候、季节有很强的关系，不止是四川盆地，许多北方地区受此因素影响，冬季的维生素D缺乏现象更为严重。

无法量化，也是通过晒太阳补充维生素D"不靠谱"的一个方面。

网上经常有人问，一天要晒多少个小时的太阳才能获取足够的维生素D，其实这个问题很难回答。因为每个人晒太阳时裸露的皮肤面积存在差异，当地当时的紫外线强度也需要计算，所以很难量化。

一般认为，在中等日照下，如上午11时或下午3时左右的日照强度，裸露四肢和面部，晒1个小时的太阳，并且每周不少于3天，就可以获得身体所需的维生素D。这看似简单，其实很多人都做不到。当然，我并不否认晒太阳的确是补充维生素D的一个常规且简易的方法，况且户外运动还有益于健康，应该提倡。我只是想提醒大家，这一方法在现实中并没有大家想的那样容易实现。

食物中含量少，晒太阳又面临各种困难，这就是为什么人体缺乏维生素D如此普遍。一项发表在医学期刊《柳叶刀》上的研究显示，全球30%～80%的人体内维生素D水平没达到标准的最低值，并且涉及全年龄段，老人、小孩、成年人、孕妇等各种人群都存在很高的维生素D缺乏率。我国情况也不太好，《2015—2017年中国居民营养与健康状况监测报告》显示：2015年，我国18岁及以上成年人维生素D缺乏率为21.4%；2016—2017年，我国6～17岁儿童青少年维生素D缺乏率为18.6%。

如此高的缺乏率，且覆盖了全年龄段，所以建议大家最好终身补充维生素D。

维生素D怎么补？

既然无法从饮食中摄取足够的维生素D，晒太阳也存在难以实现和无法量化等弊端，那么补充维生素D最合理的方式只能是使用营养补充剂。

中国营养学会发布的《中国居民膳食营养素参考摄入量（2013）》，对0～64岁普通人群维生素D的推荐量是每天10微克，而65岁以上人群的推荐量是每天15微克。

维生素D的常用单位有2种，一种是维生素D的国际单位（IU），另一种是重量单位（微克），它们之间的换算关系是：1国际单位=0.025微克，400国际单位=10微克。

我国婴幼儿养育规范中，刚出生2周的新生儿就需要每天补充10微克的维生素D，至少补充到1周岁以后。令人奇怪的是，对于成年人却没有使用维生素D营养补充剂的建议。

我建议凡是无法保证每天2小时接触户外阳光的人，最好都自行额外补充一些维生素D，以每天10～20微克为目标。也可以去医院做个检测，确定自己需要补充后再有理有据地补充。

目前判定人体是否缺维生素D的标准手段是检测血清25-羟基维生素D，这是维生素D在体内的主要存在形式。维生素D在人体中存在多种代谢产物，其中25-羟基维生素D是维生素D最具代表性的一种中间产物，它在血液中浓度最高、水平最稳定，因此检测血清中的25-羟基维生素D水平是目前判断人体是否缺乏维生素D的金标准。

如果检测出缺乏维生素D，就需要遵医嘱进行治疗性补充。与每天补充10～20微克的预防性补充不同，治疗性补充一般需要短期内大剂量地补充维生素D，以尽快让血液中的维生素D达到正常水平。治疗性补充的剂量可以高达每天50～125微克，但持续时间不能太长。

可能有人会担心其安全性，说脂溶性维生素有积累性，容易过量，维生素A和维生素E都不建议自行随意补充，维生素D也是脂溶性维生素，为什么又建议补充呢？

这是因为维生素A和维生素E在天然食物中的含量不是很缺乏，如果吃太多含维生素A和维生素E的食物，就可能从食物中吃过量了。但维生素D在天然食物中的含量本身就很少，想吃够都很难，想吃过量就更难了。而阳光照射皮肤合成维生素D是由人体自动调节的，身体需要维生素D时才会合成，不需要时，哪怕晒着太阳也不会过量合成。

按照保守的补充量，建议成年人每天补充10～20微克的维生素D。对大部分普通人而言，维生素D每日可耐受上限为100微克，意思是长期服用只要每天不超过这个量，出现不良影响的概率很小。

如何选择维生素D补充剂？

维生素D其实并不是一种单一的化学物质，而是一类物质的统称。能称为维生素D的物质至少有10种，市面上常见的作为补充剂的维生素D有维生素D_2和维生素D_3两种。它们有什么区别呢？

维生素D_2化学名叫麦角钙化醇，是植物性来源的维生素D，来自植物种子或香菇等；维生素D_3化学名叫胆钙化醇，是动物性来源的维生素D，主要来自海鱼。它们虽然有一些区别，但人体的利用效率差别不大，在安全范围内补充差别不大，没必要纠结具体使用哪一种。

补充剂根据化学成分划分，有单一的维生素D补充剂和复合型维生素D，单一的维生素D补充剂就是只含维生素D而不含其他营养素；复合维生素D补充剂多种多样，有维生素A+维生素D、维生素C+维生素D、钙+维生素D……

根据物理形态划分，则有滴剂、胶囊、片剂等不同产品。这么多维生素D产品，应该怎么选呢？建议是单一的优于复合的，胶囊优于其他形式。因为单一的更容易计算每日补充剂量，不容易过量——不只需要考虑维生素D，也要考虑其他成分，比如维生素A和D混合补充时要考虑维生素A过量的风险。推荐胶囊也是因为胶囊比较方便计算补充量，每颗胶囊密封，方便取用，而且脂溶性的维生素D溶解于胶囊内的油滴中，比固体的片剂更好吸收。

还有一种常见的情况是，市售的钙片里常常会同时添加维生素D，毕竟维生素D是补钙最佳伴侣，这种情况只需要算清楚总量，别因为重复补充导致过量就行。

千万别等老了才补钙

钙片应该是市面上卖得最好的保健品之一了,因为对中国人来说,钙可以说是目前我们缺乏得最明显的一种营养物质。

我国是缺钙大国,这可能与我们极低的饮奶量有关。在我国,缺钙而不自知的人非常多,关于补钙的误区也非常多。根据中国居民营养与健康状况监测(2010—2012年),中国人钙摄入量没有达到标准的人群高达96.6%,人均钙摄入量364.3毫克,连推荐摄入量800毫克的一半都没有达到。

多么触目惊心的数据!这就是为什么营养师和医生总是说要多喝牛奶、多吃含钙食物。如果做不到从日常饮食中获取足够的钙,服用钙补充剂也是一种选择。

为什么补钙要趁年轻?

关于补钙,令我感到非常痛心的是大众对补钙的误解,或者说"滞后性"——许多人总是等老了才开始补钙。钙在人体内主要储存在骨骼中，而骨骼的生长和衰老的规律是：人体在未完全发育成熟时骨质会不断增长，等到完全发育成熟后，比如30岁左右，骨量就不再增长了，只会流失。

人体对钙的吸收规律是：儿童＞青年人＞中年人＞老人。随着年龄增大，钙流失会逐渐大于钙吸收，而这个过程和衰老一样，是不可逆的。

打个比方，我们把骨骼比作银行，把钙比作货币。储存在骨骼里的钙叫作"骨钙"，相当于在银行里的存款，平时还有少量的钙会在血液里流通，这些钙叫"血钙"，相当于我们手里的现钱。吃下去的钙需要先吸收进入血液后才有可能进入骨骼。

骨骼这个"银行"只在30岁之前才能往里存钱，当一个人30岁左右，骨骼完全成熟了，骨密度也达到人生的顶峰，就不再增加钙的储蓄了。之后，这个"银行"就只出不进了，今天取一点，明天取一点，最终破产了，账户亏空了，就出现了骨质疏松。所以，一定要趁还能储蓄时多存点钱，让骨密度的高峰尽可能高，这对一生的骨骼健康至关重要。

当然，也不是说30岁之后补钙就没有用了，骨峰值过后仍然要保证血液内流通的血钙充足，这样才不会一直需要用骨骼里的钙来填补血钙。现在许多年轻人根本没有补钙意识，因为人在年轻时钙的缺乏通常都很不明显。脸、皮肤、身材的衰老很容易被我们感知到，但骨骼的衰老相对来说隐蔽得多。许多人等到老了检查出骨质疏松后才开始补钙，这时早已过了黄金补钙期。

我们上几代人里，老了之后佝偻、驼背、腿脚不便的人非常多，骨质疏松骨头脆，年纪大的人摔一跤就可能大大降低甚至丧失行动力，这是老年生活质量下降的很大一部分原因。如果不想变成这样，一定要从年轻时就重视补钙。

如何正确补钙？

大多数人根本没有补钙的意识，而有补钙意识的人中又有很多人存在各种饮食补钙的误区。比如，长期以来许多人认为骨头汤能补钙，实际上骨头汤根本不补钙，白色的汤里全是脂肪。再如，烟酒、浓茶、咖啡、高盐饮食都可能导致钙流失，如果有这些饮食习惯，再加上钙摄入不足，就很容易导致体内钙缺乏。

在钙补充剂的选择上也有很多误区，比如盲目追求大剂量，不看吸收率；有些人怕剂量不够，一次吃好几片，以为吃得多就吸收多；只看钙片标注的含钙量，而不看其他辅助营养素等。

每天补充多少钙，要根据自身的需求来定。青少年的每日钙摄入推荐量要高一些，7~10岁是每天1000毫克，11~13岁是每天1200毫克，而18岁以上的普通成年人每日钙摄入推荐量是800毫克。

如果膳食均衡，能从日常食物里获取足够的钙，就没有必要再额外服用补充剂。但如果平时不怎么爱吃奶制品或绿叶蔬菜等含钙高的食物，就需要大致计算一下缺口情况来服用钙补充剂。

一瓶250毫升的普通纯牛奶大约能提供250毫克的钙，一份200克左右的西蓝花大约能提供100毫克的钙。

现在市面上的钙片按照成分可以分为两大类：无机钙和有机钙。

无机钙以碳酸钙为代表。碳酸钙是目前最常见的钙片成分，它的优点是钙含量足，便宜且量大；缺点是溶解性低，需要在胃里被胃酸溶解成钙离子后才能被吸收，所以吸收率不如有机钙。

碳酸钙目前的应用非常广，主要是经济实惠，对大部分人而言效果也不错。但胃不好，尤其是消化不良、胃酸不足的人，最好不要选碳酸钙，因为碳酸钙对胃有一定的刺激性，并且其吸收需要胃酸参与，胃酸不足则吸收不好。

另外，碳酸钙吃多了还会有便秘的风险，如果本身容易便秘，更要谨慎选择。

另一种比较常见的无机钙是磷酸钙，吸收率比碳酸钙要高一

第四章 营养补充剂

些，但含钙量没那么高，多用于儿童，不太用于成人。

有机钙以柠檬酸钙为代表，还包括乳酸钙、葡萄糖酸钙、氨基酸螯合钙等。

有机钙的溶解性比无机钙强很多，很多时候都被做成液体钙，更方便吸收。但有机钙的价格比碳酸钙贵许多，特别是各种新型花式氨基酸螯合钙，价格常常比碳酸钙贵好几倍。肠道功能正常的群体选用便宜量大的碳酸钙就可以，肠道功能差、容易便秘，嫌吸收不好的人可以选择各种有机钙。

补钙千万不要盲目追求大剂量

肠道在一定时间段内对钙的吸收是有限的，一次吃得再多也只能吸收一部分，所以补钙最好是少量多次地补充。比如1天需要补600毫克的钙，可以分成2次，每次吃300毫克，这样比一次吃600毫克的效果好，而且还能有效避免便秘等副作用。

剂量只是基础，吸收率才是补钙的关键，如果吸收率不好，吃再大剂量的钙也只能肠道"一日游"，转一圈就出去了，即使有部分钙离子进入了血液，也很难补充进骨头。如果你觉得正在服用的补钙产品吸收效果不好，不妨换其他产品试试看，即使同样是碳酸钙，小分子的比大分子的吸收好。当然，如果自己肠胃不好，那还是选用有机钙吧。

还有，补钙最佳的辅助维生素D是钙片的常见成分，如果没有单独补充维生素D，买钙片时最好买带维生素D的，这样能提高吸收率。

钙片具体什么时间吃也有讲究

碳酸钙最好在餐中或餐后服用，因为刚吃完东西胃酸分泌多，而且与吃下去的食物混合，能让钙与食物一起慢慢消化吸收，延长钙在肠胃中的留存时间，从而增加吸收率。

有机钙不太依赖胃酸，吃的时间可以灵活些，但如果这一餐已经摄入了很多钙，比如喝了牛奶、吃了大量青菜、吃了含钙较高的豆制品时，就不要在这一餐再吃钙片了。

如果某一餐没有吃够钙，可以吃钙片来补充。另外，晚餐后到睡觉的这段时间也是很好的补钙时间，因为夜间是骨骼代谢的高峰期，缺钙现象也更明显。缺钙的人往往睡眠不好，因为缺钙会让神经维持兴奋状态，难以入睡，更难以进入深度睡眠，多梦易醒。

钙还有调节肌肉兴奋性、控制肌肉收缩的功能，所以缺钙的人容易发生肌肉痉挛。夜间小腿抽筋就是缺钙的可能表现之一。晚上补钙能保障夜间的血钙浓度，促进睡眠。

不可或缺的鱼油

鱼油在众多保健品里向来名声较好，这是因为鱼油富含n-3脂肪酸（也常常写成ω-3脂肪酸），而n-3脂肪酸被证明在保护心血管、降低炎症反应方面有一定效果。《中国居民膳食指南》重点推荐的食物是鱼类，可从鱼类中摄取足够的n-3。建议国人提高鱼肉摄入量，最好每周吃2次鱼，合300～500克。原因之一就是鱼类尤其是一些海洋鱼类富含n-3脂肪酸，而大多数人都缺乏这类脂肪酸。

鱼油类保健品宣传时经常提到n-3脂肪酸或者EPA、DHA等名词，很多人不理解它们的意思，这里简单解释一下。

脂肪按照脂肪酸的结构可分为饱和脂肪酸、不饱和脂肪酸与多不饱和脂肪酸等类别，其中多不饱和脂肪酸又分两大类：n-6和n-3，n-3里包含了大名鼎鼎的EPA和DHA。EPA是二十碳五烯酸，它可以促进饱和脂肪酸代谢，降低体内甘油三酯和胆固醇的含量，有助于保持血管畅通，起到保护心血管的作用。DHA是二十二碳六烯酸，它是大脑和视网膜的重要组成成分，可以增强脑细胞的发育，促进视网膜光感细胞的成熟，所以它有个被大众熟知的称号——脑黄金。

各种脂肪酸的摄入量和摄入比例会影响我们的健康。简单说一下脂肪摄入总原则：

（1）脂肪总量不宜过多。脂肪的总供能比建议不超过30%。

（2）饱和脂肪摄入不宜过多。饱和脂肪的总供能比建议不超过10%。

（3）单不饱和脂肪酸和多不饱和脂肪酸的摄入比例最好在1∶1左右。

（4）多不饱和脂肪酸里n-6和n-3的推荐摄入比例为4∶1。

为什么n-6和n-3脂肪酸的推荐比例是4∶1？如何才能达到这一比例呢？

n-6和n-3都是人体需要的脂肪酸，但它们在人体内的代谢和作用不同，存在多种协同和竞争关系。许多研究证明，n-6摄入过高会增加体内炎症，而增加n-3摄入则不会。另外，n-3在保护心血管方面有重要作用。所以，根据目前的科学共识，

第四章 营养补充剂

营养学上建议n-6和n-3的摄入比例为4∶1。事实上大部分中国人达不到这一比例。我国居民畜肉吃得多、鱼肉吃得少，炒菜用油也是以植物油或猪油为主，而植物油富含n-6脂肪酸，猪油则富含饱和脂肪酸，这些饮食习惯导致国人非常缺乏n-3脂肪酸。

理想状态下，大家只要多吃鱼就可以了，膳食指南也的确是这样推荐的，但实际生活中想通过吃鱼来补充足够的n-3脂肪酸有很大的难度。

一是由于长期以来形成的饮食习惯，大部分国人不常吃鱼，尤其是内陆地区居民，对海鱼的消费量通常很少。二是经济原因，富含n-3脂肪酸的鱼相对较贵，限制了大家的消费，比如三文鱼。可是许多便宜的鱼，比如大部分淡水鱼含的n-3脂肪酸又不多，所以鱼油就成了一种比较流行的补充剂，用于弥补膳食中摄入n-3脂肪酸不足这一缺陷。

鱼油该怎么选？

选鱼油首先要看浓度。鱼油的产品形态一般是以胶囊包裹油滴，通常一粒胶囊里不可能全是ω-3脂肪酸，而是含有一些其他的油脂成分，这些"杂质油"可能含有饱和脂肪酸甚至反式脂肪酸，不仅对健康没有好处，还可能有负面作用。买鱼油时一定要看清楚标签，看看一粒鱼油含有多少ω-3脂肪酸，再除以一粒鱼油的总重量，就得到了这款鱼油中ω-3的含量百分比。建议尽量选择ω-3含量高于60%的产品。

还可以进一步看ω-3脂肪酸里EPA和DHA的含量各是多少，因为这两种成分的功效是不一样的。如果目的是降血脂，预防或辅助治疗心血管疾病，那么就选EPA含量高的，越高越好，EPA需要达到85%以上才有效果；如果目的是维护大脑和视觉功能，那么就不必追求EPA的比例，可以选DHA相对高的。

并非所有鱼油产品都会写清楚EPA和DHA的含量和比例，但如果一个产品把这些信息都写清楚了，就会显得更靠谱。

鱼油也有安全隐患，需要注意鱼油中的重金属含量。鱼油的原料里可能存在一些食物链顶端的鱼类。由于生物富集作用，这些鱼的体内可能含有对人体有害的重金属，如汞。鱼油产品重金属超标的情况并不少见。

那么，该如何避免买到重金属超标的鱼油呢？

一些鱼油产品会在包装上注明纯净度和是否含有重金属以打消消费者顾虑，如果没有注明，可以通过看鱼油的原料来源进行判断：尽量不要选择处于食物链高层的大型鱼类，如金枪鱼、鲭鱼等，而应该选择小型鱼类，如沙丁鱼、三文鱼，还可以选择来自虾和海藻的鱼油。

鱼油要好好保存，以免变质。鱼油作为一种脂肪产品，存放久了容易被氧化,其中的有效成分也会分解。买鱼油时要尽量买生产日期新的,买回来后要密封好放在阴凉的地方,不要接触高温和光照,否则会加速鱼油的成分变质。另外,过了保质期的鱼油就不要再吃了。

第五章 食品安全

隔夜菜、隔夜西瓜到底能不能吃

我们经常会看到这样的新闻，吃了隔夜菜或隔夜西瓜后发生食物中毒被送去医院甚至进了ICU，尤其是一到夏天，每年总要爆出几例吃了西瓜进医院的新闻，这让许多人都以为隔夜西瓜不能吃。

网络上的新闻总喜欢拿大众喜闻乐见的事物来吸引眼球，但很多新闻只有一个危言耸听的标题，并没有说清楚其背后的原理。其实这类事故的重点不是隔夜菜和隔夜西瓜，也不是"隔夜"这件事。

先说隔夜的定义，按字面意思，第一天剩下的食物放到第二天再吃就算隔夜了。照这样理解，如果晚上12点吃剩的西瓜，到第二天早上6点吃就算隔夜了，但间隔时间只有6个小时；如果是早上6点吃剩的西瓜，当天晚上12点再吃，间隔时间已经过去了18个小时，却不算隔夜！这两种情况哪个更可能出现变质情况显而易见，所以"隔夜"本身就不是一个科学的

做一个长寿的年轻人

说法。

西瓜吃坏肚子的根本原因是西瓜被微生物污染，滋生了过量的细菌，是细菌导致的食物中毒，而西瓜只是细菌的载体。还有别的瓜、别的菜、别的食物，只要保存不当，都有可能出现问题。

综上所述，"西瓜隔夜就不能吃了"这种说法根本不准确。隔夜西瓜能不能吃取决于这个西瓜是否保存得当，是否被致病菌污染且大量繁殖。切开后的西瓜能保存多久，主要看这个西瓜在冷藏之前的卫生状况——有多少原始细菌数和细菌种类，然后再看将其放进冰箱后冰箱内的整体环境，包括温度是否达到冷藏标准、卫生程度如何、是否有细菌尤其是致病菌、细菌是否在冰箱内繁殖、空气是否流通等。

如果西瓜上的原始细菌数量不多，再加上冰箱内环境较好，西瓜又正确地覆盖了保鲜膜，那么完全可以保证食品安全。反之，如果条件不好，比如西瓜切开后受到了污染，或者冰箱内卫生环境差、冰箱温度不足等，也有可能不到半天西瓜就变质不能吃了。

总之，隔夜并不是判断西瓜能不能吃的黄金标准。

"吃瓜"注意事项：

（1）要确保切西瓜的刀和砧板干净卫生，不要与切肉的刀具混用。

（2）每次吃西瓜吃多少切多少，剩下的尽快覆盖保鲜膜放进冰箱冷藏室。

（3）保鲜膜要现用现取，覆盖保鲜膜时手或刀具不要接触保鲜膜的内侧，以免造成污染。

（4）再次吃剩余西瓜时要先检查西瓜有没有变色或变味，如果怀疑变质，就不要再食用，或者去掉表面1～2厘米的果肉后再吃。

隔夜菜也一样。有一种说法是隔夜菜会产生亚硝酸盐，所以不能吃。这个说法也不准确。

蔬菜放置久了会在细菌的分解下产生亚硝酸盐，这没错，但这也是一个量变产生质变的过程，一样要看具体情况，而不是看是否隔夜。

隔夜菜是否能吃，关键在于细菌的繁殖情况，而不是单纯看时间及是否隔夜。事实上大部分剩菜只要保存得当，及时放进冰箱冷藏，放到第二天再吃基本都不会变质。

哪些情况下的剩菜不能吃？

不管是否隔夜，有以下情形出现的剩饭剩菜就不能再吃了：

（1）闻起来有异味：本来不酸的菜发酸了，或者有臭味，那肯定不能再吃了。

（2）摸起来发黏：如果食物表面发黏，甚至出现拉丝，很可能是细菌大量增殖产生了多糖类物质，说明细菌已经非常多了，食物已经变质。

（3）肉眼可见微生物痕迹：微生物增殖到一定程度后肉眼已经能看到菌落或菌膜，食物"长毛""长斑点"，汤类食物液面出现一层白膜等，都是明显的微生物痕迹。

如何正确使用冰箱

从隔夜西瓜、隔夜菜的传闻就能发现,许多人对食物中微生物的生物学特性并不了解,对如何控制微生物的繁殖,以及冰箱在其中起到的作用没有足够的认识。

冰箱能够让食物保存更长时间,间接增加了食物的数量,让我们的物质更丰富,生活更便利。如今冰箱已经是每家每户不可缺少的家用电器,然而人们多数只是简单了解冰箱有保鲜、防止食物腐败的功能,对冰箱的保鲜原理及科学使用方法都是一知半解。

要想更好地做到食品安全,更大效率地利用冰箱,不妨多了解一些关于冰箱的使用知识。

为什么要把食物放进冰箱?

把食物放进冰箱当然是为了保鲜。那低温保鲜的原理是什么呢?冷藏的食物为什么能保存更久?冷冻到底冻住了什么?

微生物

大部分的食物变质，无论是发臭、发酸，还是发霉，都是因为微生物污染了食物，在食物中繁殖，导致食物腐坏。食物中的不良微生物多了，吃下去就会致病，其中一些微生物还会产生有毒物质，比如大家都知道的黄曲霉素，它是一种剧毒物质，即使微量摄入也有致癌性。

微生物广泛存在于自然界，常见于食物表面，在食物还新鲜时这些微生物的数量非常少，对人体造成不了伤害。一旦食物停止新陈代谢，就相当于从活水变成了死水，这些微生物就会大量繁殖，直到形成足够引起质变的数量，食物就变质了。人们吃掉变质的食物，也就吃掉了上面的微生物和它们的代谢产物，轻则造成肠胃不适，重则会引起食物中毒。

低温对食物保鲜的最大意义就是控制食物中微生物的活性，减少毒害产生。冷藏可以降低微生物活性，大部分不耐寒的微生物在冷藏温度下只能以很慢的速度繁殖，还有些微生物在温度较高时会产生致命毒素，在冷藏室里即便能够生存，也已经失去了产生毒素的能力，冷冻则可以让绝大多数微生物失去活性，中止活动。注意，这里我用的是"中止"二字，而不是"终止"，这意味着冷冻只是让微生物暂时失活，而非永久杀灭，一旦解冻，微生物也会恢复活性。

第五章 食品安全

酶

酶是生物中广泛存在的一类化学活性物质，可以促进各种化学反应，引起食物中各种化学物质的分解与合成，导致食品的成分和性状改变。例如，苹果的变色就是一种酶促反应。

冷藏和冷冻可以降低酶活性，让食物中的各项化学反应变缓慢，因而可以使食物长时间保持新鲜状态。

水

把水冻住是冷冻保鲜的原理之一。很多化学反应都需要水来参与，各种物质在细胞膜之间流动需要水作为载体，当水被冻住，也就意味着暂时失去了水活性，所有需要水参与的化学和物理活动都难以进行。

水活性（又称水分活度、水活度）指的是在密闭空间中某一种食物的平衡蒸气压与相同温度下纯水的饱和蒸气压的比值，是度量食物中的自由水分子含量的标准。

纯水的水活性等于1.0，大部分生鲜食品的水活性是0.99，而可以抑制多数细菌增长的水活性大约是0.91。低水活性能够抑制食品的化学变化和微生物的生长繁殖，稳定食品质量。因为食品中发生的化学反应和酶促反应及微生物的生长繁殖是引起食品腐败变质的重要原因，降低水活性可以抑制这些反应的进行。低温对微生物、酶、水三者的控制是相辅相成的，食物的保鲜需要多方面共同作用。

寄生虫

除了控制微生物，冷冻还可以杀灭寄生虫。

注意，这里用的是"杀灭"二字。与细菌等微生物不同，寄生虫更容易被冷冻杀死。寄生虫包括虫卵都可以被冷冻完全杀灭，不再复活，但不是立刻就能杀灭，而是需要足够的温度和时间。

对于用于生食的水产品来说，冷冻的作用很大。国外很多国家对鱼类等水产品都有冷冻要求，主要目的就是防寄生虫。

美国食品药品监督管理局规定，以下 3 种冷冻档次可用于杀灭水产中的寄生虫：

（1）-20℃以下冷冻 7 天。

（2）-35℃冻硬后，再保持-35℃以下冷冻 15 小时。

（3）-35℃以下冻硬后，再在-20℃以下冷冻 24 小时。

需要说明的是，以上操作不适用于厚度超过 15 厘米的大鱼。

冰箱的温度设置很重要，以前的老式直冷冰箱内部空间温度不均匀，冷冻室还容易起冰霜，现在有了更先进的无霜冰箱，可以显示实时温度，方便调控温度。

冷藏室的适宜温度是4℃，可以上下浮动，但最好不要低于2℃，否则容易冻伤蔬果；也不要高于8℃，否则保鲜效果不好。冷冻室的适宜温度是-18℃，在-18℃下食物可以达到较好的保鲜效果，99%的水分和微生物都能被冻结。想达到更好、更快的冷冻效果，把温度设置得更低也是可以的，家用冰箱-24～-18℃都属于正常范围。

冷藏室食物摆放是一门学问

如何把食物正确地存储在冰箱的冷藏区，最大化保障冷藏室的食品安全，有很多讲究。

首先，分析一下冷藏室里常见食物种类都存在哪些污染风险。生的鱼、肉和鸡蛋是最"脏"的，它们的表面上可能携带的细菌种类也最危险。新鲜的鱼和切开的肉不仅带有细菌，湿度还很高，保存不好血水容易污染冰箱内部；鸡蛋表面可能有粪便，还可能携带沙门氏菌。所以这些生荤类食物的存放重点是不要让它们污染其他食物。

一些蔬菜，尤其是带泥的蔬菜，也要做好隔离措施，因为泥土本身既是异物，也是微生物庇护所，所以不能让带泥土的食物在冰箱里随处掉渣。洗好的、切开的水果和下一顿要吃的剩饭剩菜，一定要覆盖保鲜膜或装在保鲜盒里，防止被冰箱内其他生食污染。

另外还需要了解一个知识点：除了滴落的血水、掉落的渣土等肉眼可见的污染，冰箱里的微生物还会随着空气流动。比如一些风冷冰箱有气流循环功能，那么微生物可能会随着空气飘散到冰箱里的每一个角落。即使空气循环没那么强，微生物也能从上往下飘落。因此，越是需要保护的食物越应该往上层放，越脏的食物越应该往下层放，并且尽量让各类食物都有其固定的摆放位置。一定要使用保鲜膜、保鲜盒把食物分装密封好，不要敞口放置食物。

冰箱内部可以这样规划：最下层的抽屉放蔬菜，尤其是带泥的蔬菜。放抽屉里一是可以避免水分流失过快，二是避免带泥蔬菜掉渣。抽屉上方第一层隔板上固定一侧放生肉类，而且一定要装在袋子或盒子里，不能直接接触冰箱。另一侧放鸡蛋，鸡蛋都装在盒子里。很多冰箱都在冰箱门上设计了放鸡蛋的架子，可以把鸡蛋一个个摆放在架子上，如果这个架子不带盖子，那么鸡蛋暴露在空气中会成为冰箱内的污染源。

其他食物，比如剩饭剩菜和水果，一般放在最上方的两层隔板上，而且都会覆盖保鲜膜。剩饭剩菜再吃时需要彻底加热。

剩菜应该如何正确冷藏？

隔夜菜只要保存得当完全可以放心食用，前提是要正确冷藏剩饭剩菜。

正确冷藏蔬菜,有一些重要的点需要注意。

第一,尽可能在吃饭前就把剩饭剩菜分离出来。如果发现做饭做多了,最好在吃饭前就把吃不完的分量预留出来,不要上桌。这样做的好处一是可以避免这部分饭菜被筷子污染,二是可以及时保存预留的食物,避免暴露在常温空气中导致变质。比如绿色蔬菜放置久了容易发黄,在空气中暴露还会滋生细菌。

第二,剩饭剩菜要及时密封,密封时尽量少留空气。空气也是传播细菌的一种途径,所有放进冰箱的饭菜都应该密封,并且密封越早风险越低,最好是趁热密封,因为刚做好的菜相当于刚经过高温杀菌,是干净的,趁温度还烫手时就封住,可以有效阻止空气中的细菌污染食物。

第三,要及时放进冰箱。很多人习惯将剩饭剩菜在常温下敞开晾着,放置一段时间后才移入冰箱,有时候转头忙别的事,想起来时可能已经过去几个小时了。要知道时间拖得越久,食品安全风险越高。

哪些食物适合放在冷冻室?

在我们的常识中,冷冻室可以放肉类、冰激凌、饺子、汤圆等速冻食品,实际上还有一些食物完全可以冷冻保存,比如

下面这些:

高淀粉类食物更适合冷冻

煮熟糊化的淀粉放置一段时间会发生"老化",就是俗称的回生。无论是米饭还是馒头,或是汤圆,煮熟后放凉,过一段时间都会或多或少产生回生现象,口感变得生硬。这种淀粉的老化现象是不可逆的,回生后的淀粉即使再次加热也不会恢复到原来的口感。

放冷藏不能阻止淀粉老化,只有冷冻可以阻止,所以煮熟的淀粉类食物,如米饭、馒头、土豆、玉米等更适合冷冻保存,而非冷藏。

生的淀粉类食物也适合冷冻保存。冷冻面团、冷冻生土豆、冷冻豆类都比冷藏保鲜更久。需要特别说明一下,生的甜玉米尤其需要冷冻,甜玉米一旦被采摘下来,玉米中的糖分就开始流失。可能有人遇到过这样的情况:刚摘下来的水果玉米是最甜的,在室温下放到第二天就不怎么甜了,如果放 3 天,基本一点甜味也没有了。只有尽快煮熟或冷冻才能阻止甜玉米中糖分的流失。

高蛋白/高糖分的水果可以冷冻

水果中的糖和蛋白质含量越高越适合冷冻。榴梿、杧果、香蕉等糖分和蛋白质含量都比较高的水果可以冷冻,因为水果

第五章 食品安全

中的水分与糖和蛋白质结合在一起属于结合水而不是游离水，结合水冷冻后不容易产生冰晶，有助于水果在解冻后保持原有形态。如果不在乎水果解冻后的形态，实际上任何水果都可以冷冻。有些水果冷冻后还能变成别有风味的特色美食，比如冻梨、冻柿子就是许多人钟爱的特色美食。

部分蔬菜也可以冷冻

一些含水量较少的蔬菜也可以冷冻，如竹笋、菌菇、胡萝卜等。由于蔬菜含水量有限，冷冻对口感的破坏较大，再次解冻后的口感大不如新鲜的。工业速冻食品常见的有西蓝花、胡萝卜等水分含量较大的蔬菜，这些蔬菜口感相对较好，但家庭冰箱冷冻速度慢，达不到速冻要求。

冷冻会在果蔬内部产生较大的冰晶，导致细胞破裂，细胞液流出，这是解冻后观感和口感不佳的主要原因。结冰速度越快，冰晶越小，所以如果想用家庭冰箱冷冻水分较高的蔬菜和水果，可以先把冰箱冷冻功率调到最大，将冷冻室温度调到最低后再放入果蔬，以缩短冻结时间。

冷冻食品比想象的更安全、健康

很多人都觉得冷冻不如冷藏新鲜，尤其是对冷冻肉抱有偏见，总觉得冷冻肉不如冷鲜肉。

实际上，冷冻肉的安全性大于冷鲜肉，更大于没有冷链保存的新鲜肉。现在的屠宰产业已经很发达了，养殖、屠宰、分割、冷冻、冷链、销售一条龙，冷冻肉从屠宰场到餐桌全程不会离开冷链。

冷冻、冷藏、常温这三者中，冷冻的安全级别最高。冷冻只需要把温度控制在-18℃以下就可以，即使偶尔有温度波动，只要不脱离冷冻，问题也不大。

由于冷藏是非冷冻状态，本身就不能完全阻止微生物增殖，加上经常要与环境空气直接接触，温度波动更频繁，也更难调控，更容易出现细菌滋生等问题。传统菜市场中一些连冷藏都没有的常温肉摊，更是存在极大的安全隐患。

有些人总觉得冷冻肉的口味不好，那是为什么呢？以鸡肉为例：冷冻鸡的品种多是速生的白羽鸡，而一般市场卖的活鸡、鲜鸡是芦花鸡、乌鸡、跑山鸡等所谓的土鸡品种，生长周期很长，不同的品种和养殖方式导致它们的口味本身就不一样，而不是因为冷冻了才不一样。

在营养价值方面，冷冻不仅不会导致营养流失，还能阻止食品成分改变，阻止水分流失，能更好地保存食品营养。

对肉类来说，主要获取的是蛋白质、维生素、矿物质等，这些物质都不会因冷冻而流失；对果蔬类来说，主要获取的是糖类、维生素、纤维素、矿物质及其他一些生物活性物质，这些物质中的绝大多数也不会因冷冻而流失。

食品中营养物质的流失是因为它们本来就会流失,而不是因冷冻才流失。除了反复解冻会导致细胞结构破坏而加速变质外,只要不反复解冻,冷冻都是相对更好的食品保存方式。

还是以甜玉米为例。甜玉米一摘下来就开始流失糖分,而冷冻可以阻止它的糖分流失,但是冷冻后不能说糖分完全不流失,它还是会面临温度波动带来的变化,以及升华作用带来的水分减少。可以这样给玉米的新鲜度排个序:刚摘下来的甜玉米＞冷冻1个月的甜玉米＞室温保存3天的甜玉米。在现代城市生活中,很多时候买不到刚摘下来的甜玉米,冷冻食品相比保存不佳的所谓"新鲜食品"来说可能是更好的选择。

9人中毒，无一生还：发酵食品别随意自制

2020年，黑龙江省鸡西市发生了一起食物中毒事件：本是一次普通的家庭聚餐，最后却导致9人死亡，罪魁祸首竟是一种传统发酵食品——酸汤子。

那是在一场12人参与的家庭聚餐中，主家拿出了自己做的酸汤子招待亲戚，9位长辈食用了酸汤子后全部死亡，而3个年轻人因为不喜欢吃酸汤子而逃过一劫。

这起悲剧引起了全网关注，当时所有人都在讨论酸汤子究竟是什么，怎么这么毒。酸汤子是东北地区的一种满族特色小吃，在黑龙江东部、吉林东南部、辽宁东部都有较长的食用历史。酸汤子的原材料是东北常见的玉米，玉米当然不会毒死人，但酸汤子的制作过程中存在很大的食品安全隐患。

做酸汤子要先把玉米碴用冷水浸泡10多天，让其自然发酵，然后再把发酵后的玉米磨成糊糊，做成熟面团，最后将玉米面团压成粗粉条形状。当地人管这种玉米粗粉条叫"汤

子"，由于发酵后的玉米有酸味，所以也叫"酸汤子"。

只要稍微了解一点食品安全就能看出其中的关键隐患——用水浸泡自然发酵数十天，这实在是太危险了！发酵是人们利用微生物故意在食物内繁殖，以改变食物的性状和风味，把食物转化成另一种形式。最常见的发酵有酵母菌发酵做馒头、面包，乳酸菌发酵做泡菜、酸奶，还有酒、醋、豆腐乳、酱油等都是发酵的产物。

发酵可以分为自然发酵和接种发酵。自然发酵就是不引入任何菌种，把食物放在那里任微生物自然生长；接种发酵是指在食物中人为引入菌种发酵，如做馒头时加入酵母粉或老面，酿酒时加入酒曲，做泡菜时加入老坛泡菜水，这些都属于人为引入菌种。

这2种发酵方式的最大区别在于，自然发酵是不可控的，因为根本不知道食物和环境中都有哪些菌种，是否有致病菌。绝大部分自然发酵都存在多菌共生的情况，发酵的过程就是哪个菌种"抢地盘"赢了，哪个菌种的数量就多，但不到最后谁也不知道哪个菌种会赢。如果出现了致病菌，甚至一些产生致命性毒素的菌种占了优势，那就很危险了。并且由于自发酵的初始菌种数量较少，发酵的时间往往都很长，因而微生物有足够的时间繁殖并产生毒素。接种发酵属于人为投放菌种，菌种和发酵过程可控。要知道，微生物"抢地盘"是很看重初始数量的，人为加入的菌种一开始就占据了数量上的绝对优势，再加上现代生产的菌种大多是经过人工选育的，本身就比较强，所以接种菌的发育优势极大。

接种发酵也可能出现意外，比如食物在接种之前就被杂菌污染了，或者在发酵中途受到了污染，或者选用的菌种不好、纯度不高、活性不强……种种原因都有可能导致我们想要的菌种被杂菌打败，继而出现发酵失败、食物变质的情况，或者是发酵完成了但杂菌较多，产生了异味和毒素。

总之，发酵是一个复杂的过程，有时精心控制的接种发酵都不一定能发好，更何况放任自由的自然发酵。

酸汤子就属于自然发酵产物：把玉米面泡在那里，任其自行"长出"微生物来，而且发酵时间还很长。这让一种可怕的细菌有了可乘之机——椰毒假单胞菌就很喜欢在这样的环境下生长。

细菌本身不可怕，可怕的是细菌产生的毒素。椰毒假单胞菌产生的毒素是米酵菌酸，这种毒素制造过多起食物中毒事件，致死率极高，其中不乏灭门惨案。

椰毒假单胞菌广泛存在于自然界中，土壤、空气、水及各种物体表面都可能有它的存在，它最喜欢高湿度、高淀粉的环境，所以才会盯上用水浸泡的玉米面。

第五章 食品安全

椰毒假单胞菌喜欢的食物主要有以下几种：

（1）酵米面食物。是指需要将米面放在自然条件下长时间发酵制作的食物，除了酸汤子，还有臭碴子、吊浆粑、贵州酸粉等，大多是地方特色小吃。

（2）湿淀粉类食物。这类食物虽然不是刻意发酵，但由于湿度高，也容易被椰毒假单胞菌盯上，比如米粉、河粉、汤圆等，在室温下放置时间太长很容易变质，如果不巧被椰毒假单胞菌污染，就会产生毒素。广东有不少湿河粉中毒案例，罪魁祸首就是椰毒假单胞菌。

（3）木耳和银耳。新鲜木耳、银耳本身就可能感染椰毒假单胞菌，所以如果新鲜的木耳、银耳有腐烂异味一定不要吃。另外，更多案例是干货木耳、银耳由于浸泡时间过长而感染椰毒假单胞菌，造成中毒。网络上有很多"隔夜木耳不能吃"的说法，根源就在于此。

鸡西市酸汤子 9 人中毒全部死亡事件，向人们展示了微生物毒素的厉害。人类利用微生物制作食物已经有悠久的历史，发酵食品在日常生活中常见到足以让人放松警惕，以为可以在家随便自制，但其实许多发酵食品都可能有致命的隐患。

2022年河南发生了一例自制臭豆腐中毒事件，事件中的吴女士差点没命。导致这起中毒事件的毒素是肉毒杆菌产生的肉

167

毒素，这种毒素比米酵菌酸有过之而无不及，只需一点就可能致死。

肉毒杆菌喜欢生活在高蛋白质、厌氧的环境中，在臭豆腐、豆豉、腌肉、香肠中都有可能出现。民间最常见的肉毒杆菌中毒场景之一就是食用各种发酵豆制品。

肉毒素是一种神经毒素，会导致神经和肌肉麻痹，人们吃的时候首先会感觉到嘴麻。

还有一种非常常见的容易引发中毒的发酵食品是葡萄酒。前些年自酿葡萄酒非常流行，一些人认为自己酿的酒纯天然无添加，还可以享受自己动手的乐趣，于是打算自己酿酒。殊不知酿酒是个技术活，稍不注意就有可能出现差错，即便是食品专业人士，也不敢自行酿酒。

葡萄酒中的有毒物质主要是甲醇，也就是人们俗称的工业酒精。除了假酒中可能非法添加有甲醇，酿造葡萄酒时也会产生甲醇。甲醇中毒的轻微症状与醉酒类似，头晕乏力，步态不稳，严重者会出现恶心、呕吐、视物不清等症状，再严重点可能导致失明甚至死亡。

工厂在生产葡萄酒时会严格控制发酵过程，杀菌、温度和时间的控制等各方面都按流程来，即便这样也不可避免会产生甲醇。但工厂都有去甲醇工序，家庭酿造又有什么呢？

第五章 食品安全

早在2014年，媒体就宣传过自酿葡萄酒的危害。当时自酿葡萄酒很流行，而群众对此认知不足，1年中发生过多起中毒事件。四川的《华西都市报》记者曾找到1位酿造葡萄酒已经三四年的女士，把她酿造的葡萄酒送到第三方机构进行甲醇检测。检测结果显示，该女士自酿的葡萄酒中甲醇含量每升均超出国家限量标准200多毫克。

很多时候没有发生事故不代表危险不存在，自制发酵食品的风险不仅有食用后很快就会发生的严重食物中毒，还有潜在的危险。比如发酵过程中产生了某些有害物质，可能当时没有明显的表现，但对身体的危害已经悄然发生了。潜在危害方面比较有代表性的生物毒素是黄曲霉素，它是黄曲霉菌产生的毒素，也是近年来科普得较多的一种毒素。这种毒素短期内一次性摄入过多会发生中毒，但它更广泛的危害是具有长期的致癌性，即使是微量黄曲霉素也有。而微量黄曲霉素往往让人难以察觉。

家庭发酵很难控制杂菌的生长，比如我们只需要酵母菌或乳酸菌，但自然界不可避免地存在各种菌，家庭发酵做不到严格把控各个环节，难免让杂菌有可乘之机，导致食物被杂菌污染的可能性很高。自制发酵食物某种意义上有点像开盲盒，如果不幸混入了肉毒杆菌、椰毒假单胞菌，后果可能会很严重。

不过也不必过度紧张，老面馒头、泡菜这两种食物的安全性比较高。但也不能说绝对安全，还是有一点健康风险的。

老面馒头属于接种发酵，但菌种是自制的。老面馒头存在一定的长期隐患，但导致急性中毒的风险较低。老面里主要的菌种是酵母菌，但通常未经过选育的酵母菌菌种不够纯、活性不够高，所以老面发酵速度要慢许多。

老面馒头还可能有杂菌滋生，最常见的杂菌之一就是乳酸菌，能产生酸味，所以有时需要加碱来中和酸味。人们常说老面馒头的味道更好，其实是因为它的菌种更丰富，能产生多种风味物质，但其中也可能含有少量有毒有害菌种，而且老面馒头常常需要加碱，碱会破坏面粉中的维生素B_2，降低其营养。

老面馒头虽然风险不高，但如果追求安全和健康，那么用商业干酵母做馒头更合适。

泡菜发酵后呈酸性，并且通常会加很多盐来控制发酵，即便是用不加老坛酸水的天然发酵法制作泡菜，也有用盐筛选菌种的过程，高盐度和酸性环境可以过滤掉大部分有害菌。

遵守泡菜的安全制作流程是没有太大问题的，但如果加盐不够，或者温度太高，食物中本来的杂菌太多，水被污染等，都可能导致发酵失败。另外，自制泡菜还存在亚硝酸盐过高的风险。

餐馆卖拍黄瓜被罚5000元的背后

2022年7月,"餐馆卖拍黄瓜被罚5000元"的新闻登上热搜,大家都感到很诧异:拍黄瓜都不让卖了吗?拍黄瓜这样的家常菜能有什么危害?为什么卖拍黄瓜会受到处罚?

这样的处罚看似夸张,其实是有法可依的。我国餐饮管理相关规定中明确表示,一家餐馆如果要售卖生食和冷食,需要特殊许可,餐馆在办理食品经营许可证时必须申报经营范围,如果只申报热食而没写冷食,严格来说就不能卖凉拌菜,卖了就属于超范围经营。这类似于没有烟草资质而卖烟,就要被罚款。

餐馆想要办理冷食许可并不是很容易,如果店铺在市场监督管理局申请许可证时申请了经营冷食项目,就必须按照要求在店内设置专门的冷食操作间。这个冷食操作间必须是全封闭的,墙面或玻璃通顶,门窗闭合要严密,门最好要有自动回弹功能,进出后可以自动关闭,内部要配有空调和温度计,保证专间内温度在24℃以内，还要安装紫外线消毒灯、灭蚊灯等设施……这些配置要等市监局派人上门验收合格后才能批准出售冷食。

有心人去餐馆时留意一下就会看到，很多店都有这样的冷食专间，也叫凉菜间。而一些小餐馆可能出于成本考虑，没有这样的冷食专间，也就没有售卖拍黄瓜等凉拌菜的资质。

为什么凉拌菜等冷食需要单独分类呢？

这是出于食品安全的考虑。因为凉菜无须加热就端上桌给客人吃，可能存在安全的隐患包括但不限于：

（1）食材本身自带的微生物没有被杀灭。

（2）环境不够干净卫生，导致二次污染。

（3）操作不规范，菜刀、菜板等工具混用，生熟不分，导致交叉污染。

（4）环境温度过高，存储时间过长，导致微生物爆发式增长。

在夏季，很多食物中毒都是凉菜中的致病微生物引起的，可以说凉菜的危险性远高于热菜，所以需要单独重点管理。

细菌性食物中毒有哪些

餐馆设立凉菜间的主要目的是防范细菌性食物中毒。细菌性食物中毒是最常见的一种食物中毒类型，不管是在外就餐还是在家里做饭，在食用生食、冷食或二次加热的热菜时，都要警惕细菌性食物中毒。

下面介绍几种容易导致食物中毒的常见致病菌。

副溶血性弧菌

副溶血性弧菌是海产品中常见的细菌。这种致病菌耐高盐，适于在海水中存活，所以海产品易携带此菌。鱼虾蟹贝等海产品中检出副溶血性弧菌的概率高达50%～90%。当发生与海产品有关的食物中毒时，副溶血性弧菌应被列为重点怀疑对象。

海产品最好不要生食，如果非要这么吃，就要做好"中招"的准备。2023年，上海某人均600元的海鲜日料餐厅发生了一起食物中毒事件，造成40余人食物中毒。中毒者上吐下泻，症状符合副溶血性弧菌感染特征。关于此次事件的调查结果并未公布，无法确定致病菌是副溶血性弧菌，也有可能是沙门氏菌。但有一点是可以确定的，食品安全事故不可能完全杜绝，即使是高端餐厅或靠谱品牌也有出现疏漏的可能性。

值得提醒的是，被海水泡过的食物也有被溶血性弧菌污染的可能。2020年有一则与此相关的新闻，让人哭笑不得。广西海边一条走私榴梿的船翻了，一船榴梿全部掉进海里。遗失的榴梿被冲上海岸后，遭到村民哄抢。这些村民吃了榴梿后，上百人集体食物中毒，当地医院一时间人满为患。事后相关部门通报调查结果，中毒事件正是副溶血性弧菌造成的。

沙门氏菌

每种致病菌都有其适配的生存环境，副溶血性弧菌常存在于海鲜中，而沙门氏菌则大量存在于畜禽肠道内，在粪便中也可存活很久。沙门氏菌引发的食物中毒的主要症状是急性肠胃炎，一般在进食后12～24小时发作，发作初期表现为恶心、寒战、食欲不振等，中后期转为腹痛腹泻、呕吐。部分患者伴有发烧症状，严重的会四肢发冷、抽搐、昏迷甚至休克，治疗不及时或治疗不当也可能导致死亡。

许多与沙门氏菌相关的文章或视频常常把它和鸡蛋联系

第五章 食品安全

在一起，呼吁大家不要生食鸡蛋。这种说法不能算错，但是有过度强调之嫌，会让人误以为防范沙门氏菌只需注意不要生食鸡蛋即可，而忽略了对畜肉中的沙门氏菌污染，事实上这类污染更为严重。其实，肉蛋奶等各种动物性食品都可能携带沙门氏菌。

多地的检测数据显示，猪肉中沙门氏菌的检出率比鸡蛋和鸡肉更高。在部分检测中，猪肉中的沙门氏菌检出率甚至高达80%以上。值得注意的是，猪内脏的检出率更高，比如猪肝。造成这一现象的原因可能是，屠宰猪时其肠道内的沙门氏菌污染了肉和内脏，或者猪生前就全身感染了沙门氏菌。这些污染或感染常有发生，因为肉眼根本无法发现。

鸡鸭等禽类感染沙门氏菌的概率也不低，所以鸡鸭肉中可能带菌，带菌的个体下的蛋也可能带菌。我国并没有广泛生食畜禽肉的习惯，但有许多人喜欢吃半熟的、溏心的鸡蛋，所以才有这么多针对鸡蛋与沙门氏菌的科普。随着食品工业水平的提升，这类问题被逐步解决。许多超市内售卖的盒装鸡蛋，在出售前已经经过了清洗消毒，没有粪便等附着物，大大减少了细菌的生存土壤。市面上已经出现许多可生食鸡蛋产品，生产商对蛋类的预处理也越来越成熟。

生肉和生蛋存在感染沙门氏菌的风险，因此未经处理的畜禽肉一定要彻底做熟了才能吃，不可靠来源的蛋类也不要生食，除非该产品注明了可以生食。

几乎所有人都知道生肉不能乱吃，但沙门氏菌导致的食物中毒还是时常发生。许多病例都是交叉感染造成的，这种情况包括：抹布、案板、菜刀生熟不分，或没有清洗干净就再次使用——用刚装了生肉的碗直接装熟食，甚至只是洗肉时飞溅的水滴污染了厨房里的其他工具或食物……

所以，知道不要轻易生食肉蛋类食物还不够，更重要的是在处理这些食物时要把它们当作厨房里的脏东西来对待，在水槽里、案板上、冰箱里都要如此，以免其污染厨房环境和其他食物。

大肠杆菌

"大肠杆菌"这个名称在日常生活中出现频率很高，不是因为它危害性强，而是因为它是食品卫生监管中的一种指示菌。是否检测出大肠杆菌和检出大肠杆菌的数量，被作为一种卫生监测指标。因此，我们在各类新闻中常常能看到或听到"检出大肠杆菌""大肠杆菌超标"等字眼。

其实大肠杆菌的危害性或致病性一般。大肠杆菌分为致病性和非致病性两类。人体肠道中本就存在少量的大肠杆菌，这类大肠杆菌不仅不会导致食物中毒，还能帮助维护菌群生态，抵御有害菌侵入，并能合成维生素B和维生素K。它们不仅不致病，还对人体有利。致病性大肠杆菌则是一些能产生毒素的菌株，当它们数量足够时，也会引发食物中毒。这类食物中毒的症状通常是急性肠胃炎，可引发呕吐、腹泻、头痛等，症状类似沙门氏菌食物中毒，但通常症状更轻微，病程也更短。

大肠杆菌和沙门氏菌都是动物肠道内的菌种，所以它们的污染途径和预防措施基本相同。总的来说，预防措施主要是把易带菌食物尤其是生肉类食物洗净、煮熟，做到生熟分开，以防交叉污染。

李斯特菌

李斯特菌有许多种类，能引起食物中毒的特指单核球增多性李斯特菌。它广泛存在于自然环境中，土壤、水流及各类食物中都可能携带李斯特菌，无论是肉蛋奶还是蔬菜水果，都可能是李斯特菌的污染源。

李斯特菌食物中毒是一种比较严重的中毒事件，因为它可以引发败血症和脑膜炎、心内膜炎等，如果不及时治疗，致死率可高达20%～30%。李斯特菌在人体内的潜伏期很长，可能在食用被污染的食物后1周甚至一两个月后才会发病，它的致病方式是细菌在体内繁殖引发人体组织感染。李斯特菌感染后的症状多表现为肠胃炎、发热、头痛、全身乏力，如果抵抗力好，通常能够自愈，所以感染李斯特菌常常被误认为是普通流感而不会往细菌性食物中毒方面想。李斯特菌对免疫力低下的人群可能会造成更大的伤害。新生儿、孕妇、老年人、体弱者或者免疫缺陷者都是李斯特菌易感人群，当人体内感染严重时会发生全身性细菌性败血症，非常凶险。孕妇感染李斯特菌可能会造成流产或死胎，所以孕妇不宜吃生冷食物。

李斯特菌还有个外号叫"冰箱杀手"，因为相较于别的细菌，李斯特菌更耐低温。冰箱的冷藏温度是4℃左右，在这个温度下大部分细菌的活性都会降低，只能非常缓慢地繁殖，而李斯特菌则相对比较嗜冷，可以在冰箱冷藏室内活得很好，污染冰箱内的各种食物。可能被李斯特菌污染的食物包括冰箱里的各种冻肉、熟食、冷藏牛奶、冰激凌等，如果食物无须加热就可以食用，就可以视为存在李斯特菌污染风险，尽管概率较小，但后果可能会很严重，因此，对于孕妇等特殊群体来说，"忌生冷"是非常必要的。

金黄色葡萄球菌

金黄色葡萄球菌也是一类自然界中广泛存在的菌，种类繁多，致病性也很强，是食物中常见的致病菌。由于金黄色葡萄球菌的致病因素是细菌产生的毒素刺激肠道，所以肠胃反应大，起病急，食用完被污染的食物后最短15分钟就会发生中毒反应，没什么潜伏期。一般以急性肠胃炎为主要症状，通常中毒者会发生反复呕吐，还会伴随腹痛腹泻、头晕、寒战等。病程短，普通人一两天就可以恢复，并且很少会留下后遗症或导致死亡。

金黄色葡萄球菌最喜欢的食物是牛奶和奶制品，还有其他各类食物如肉类、鱼类等水产品及淀粉类食物。另外，金黄色葡萄球菌还比较耐盐，喜欢在剩饭剩菜甚至腌制肉类上肆意生长。最有效也最便捷的杀灭金黄色葡萄球菌的方式就是彻底加热食物，尤其是二次食用剩饭剩菜时。

还有一点需要注意的是，仅仅是杀灭活着的细菌不能完全消除隐患，因为金黄色葡萄球菌是以细菌代谢产生的毒素来危害人体，这种毒素耐高温，即使加热到120℃以上持续30分钟也难以分解。所以，食物的储存过程控制很重要，尤其是在细菌容易爆发性增长的夏季，食物的放置时间不能太长，放置温度不能过高；食用前除了需彻底加热外，还要观察食物的性状，如果有异常就不能再吃了。

为什么不建议在水龙头下冲洗生肉

近年来，大众对公共卫生的关注达到了一个前所未有的高度，许多媒体都开始向大众科普各种公共卫生知识，其中让我印象深刻的一个知识点就是"不要在水龙头下冲洗生肉"。

这个知识点经过媒体的转发宣传，在网络上引起了广泛的关注和讨论：原来这件大家习以为常的事竟然是错的，这样做不仅会传播病毒，还可能存在其他食品安全风险。

在水龙头下冲洗生肉时水流会先接触到肉的表面，再从肉的表面飞溅出去，此时如果生肉中存在细菌或病毒，飞溅的水花就会把这些细菌或病毒喷溅得到处都是，造成较大面积污染。在厨房里，水龙头周边可能有案板、刀具及其他直接接触食品的工具和容器等，这些东西被污染后如果没有进行二次消毒杀菌，细菌和病毒就可能会在上面繁殖，再通过食材传播给人。

实际上，如果我们买的是超市里分装好的净肉，冷冻或冷鲜的分切肉制品，比如盒装的或真空包装的分切牛排、分切鸡胸肉、袋装冷冻鸡翅……这些都是可以不洗的，解冻后直接烹饪就行。

原因有以下几点：

第一，这些肉本身就比较干净。现代化工业批量生产的分切冷藏肉的表面一般没有异物，整个生产和运输过程保存得也较好，风险本身就小。

第二，这些肉制品最大的污染风险来自微生物，也就是肉表面可能存在各种细菌，或许还有病毒。如果是散卖的肉，还可能被很多人用手摸过，或者有打喷嚏时掉在上面的飞沫，这些情况都会增加生肉携带细菌和病毒的风险。

对于微生物污染来说，只用水冲洗很难做到彻底冲洗干净，因为微生物的繁殖不可能仅存在于肉的表面，还可能渗入肉的表皮以内浅层的地方。用流动的水冲洗虽然可以减少肉表面细菌的数量，但很难做到彻底清除，还可能把肉表面的细菌喷溅得到处都是，得不偿失。

其实，肉表面上即便带有一点微生物，只要数量不多，没有导致肉变质，下锅烹饪温度够高，就会杀灭这些微量的细菌。这些微量的细菌在彻底灭活后对人体健康是没有危害的，清洗时喷溅得到处都是的那些活体细菌或病毒才是真正可怕的潜在隐患。

很多人可能过不了心理关，总觉得肉在烹饪前都要清洗，这已经形成习惯了。事实上，对于一些确实比较脏的肉来说，还是有必要洗一下的，比如露天肉摊的肉，被人摸来摸去，有的小摊还有苍蝇，等等。

正确的洗肉方式是怎样的呢？

如果买回来的肉不够干净或不够新鲜，有血水或带有异物，觉得有必要清洗，正确的洗肉方式是：倒一盆水，把肉放进去浸洗，而不是直接冲洗。如若不想直接冲洗，也可以焯水。请记住，用水冲一下根本杀不死微生物，最佳的方法是用高温彻底将其杀灭。

第六章 女性特別篇

如何有效护肤

哪些食物吃了容易长痘？

在各种问题肌肤里，长痘是很让人崩溃的。痘痘的学名叫痤疮，其本质是毛囊皮脂腺的慢性炎症。发生痤疮的原因主要是皮脂分泌过多、雄性激素增高、丙酸杆菌感染等。皮脂腺分泌的脂肪过多，皮脂腺导管角化过度，过多的皮脂（可能还会混合表皮组织）就会像堵车一样堵塞在毛孔里引发炎症，形成痘痘。

导致痘痘发生或加重的环境因素有很多，这里咱们只讨论饮食方面的因素。据目前已有的研究发现，长痘与以下几个饮食因素有关。

高糖饮食

这里所说的"高糖"并不是说味道很甜，而是指升血糖比较快、血糖负荷较高的饮食。为了减少长痘的烦恼,首先,含糖饮料和甜品、糕点等添加糖的食物肯定是要少吃的。其次,还要注意不甜的糖。前面介绍碳水化合物时提到了"GI"的概念,一些富含淀粉的食物,如精制面粉等,尽管吃起来不甜,但GI很高,也属于高糖食物。如果吃了大量含糖食物,或所吃食物的升糖指数较高,都可能造成人体血糖负荷增加,引发胰岛素升高和胰岛素样生长因子(具有类似胰岛素的生理功能)升高,引发身体里的一系列激素反应,而其中雄性激素升高会导致皮脂腺产生过多的油脂,引发痘痘。

奶和奶制品

对一些人来说,喝多了牛奶或吃多了含有牛奶的食物就会爆痘或使已有的痘痘加重,其中的原因可能是复合的。首先,牛奶中的乳糖可以升高血糖,提高胰岛素水平,胰岛素增加可能会形成痘痘;其次,牛奶本身就含有胰岛素样生长因子,并且摄入牛奶还会刺激人体肝脏合成更多的胰岛素样生长因子;最后,全脂牛奶中的饱和脂肪会导致皮脂腺分泌过多,增加炎症反应。

如果长痘却不知道原因,可以戒几天奶制品试试。尽管奶制品有很高的营养价值,是钙的良好来源,但如果是爆痘的原因,可能需要舍弃牛奶,从其他含钙食物中获得钙,或者使用钙补充剂等。

高脂肪食物

这里的"脂肪"主要指饱和脂肪酸、反式脂肪酸和多不饱和脂肪酸中的ω-6脂肪酸。很多人吃完油炸食品后第二天脸上就会很油，容易爆痘，这是因为油炸方式致使食物中吸收了大量油脂，而高脂饮食会增加皮脂分泌，导致毛孔堵塞，形成炎症。此外，过多的反式脂肪酸也会促进皮脂分泌和毛囊角化，引发或加重痘痘。不饱和脂肪酸导致痘痘的原因相对复杂。不饱和脂肪酸中的多不饱和脂肪酸分为ω-6脂肪酸和ω-3脂肪酸2种，二者失衡，比如ω-6脂肪酸过多而ω-3脂肪酸过少，会导致炎症反应加剧，痘痘增多。

许多人认为吃辣会形成痘痘，其实并没有科学证据。回想一下，生活中辣的食物基本都是火锅、烧烤、炒菜干锅、油炸食品之类，辛辣刺激的食物往往使用高油、高温的烹饪方法，这是由于辣椒中表达辣味的辣椒素和表达红色的辣椒红素都是脂溶性物质，用高温热油烹饪才能色香味俱全；香辣可口的食物通常非常下饭，无形中导致碳水化合物的摄入较高。更有甚者，有的人为了缓解辣味，搭配奶茶、可乐等含糖饮料一起吃，这无异于雪上加霜。所以，"吃辣会长痘"这个传言中的致痘"元凶"是高糖高脂食物，而不是辣椒。

综上所述，理想的抗痘饮食是尽量避免食用添加糖的食物，还要多选用低GI碳水食物替代白米、白面等高GI碳水食物；如果对牛奶致痘机制敏感，要避免摄入奶制品；日常采用低脂饮食，少吃油炸食品及含有不饱和脂肪酸的加工食品，增加鱼油和坚果等含有ω-3脂肪酸的食物等。

皮肤干燥怎么办？什么是皮肤屏障？

皮肤干燥正好与长痘相反，长痘是皮脂腺分泌旺盛，脸上油光光的；干燥则是油脂分泌不足，皮肤保水能力下降。

皮肤表层角质层的含水量通常在10%左右，低于10%就属于皮肤干燥。而在角质层的外部，也就是皮肤的最表面还覆盖着一层天然保护膜，叫作皮脂膜。它由皮脂腺分泌的油脂、汗腺分泌的尿素和尿酸，以及角质层脱落的细胞混合而成。这层膜本身就是油水混合物，具有一定的湿度，还可以保护角质层内部的水分不过度流失，很多主打保湿性能的水乳其实就是模拟人体天然分泌的皮脂膜。如果角质层水分充足，又在皮脂膜的保护下不过度失水，皮肤就可以保持正常的水润质感。

角质层加皮脂膜构成了护肤品广告里经常提到的"皮肤屏障"，如果这层屏障受到损害，就叫"皮肤屏障受损"。

皮肤屏障受损和不当的护肤方式关系很大。不当的护肤方式很多，比如用过热的水洗脸洗澡，用粗糙的毛巾擦脸，洗脸次数过多，洗脸用的清洁产品清洁力太强或pH值偏碱性，过度使用去角质产品，护肤品、化妆品含有刺激性成分，等等。这些不当的护肤方式都会给皮肤造成物理或化学上的刺激，次数多了，皮脂膜的完整性被破坏，角质层变薄、断裂，无法正常覆盖真皮层，皮肤屏障受损，会导致一系列皮肤问题。

角质层其实就是"死掉"的皮肤细胞，它们像砌墙的砖块一样层层叠加，形成皮肤最外层的屏障。角质层是死的，但它又在不停地"生长"，通常可以叠加10～20层。最外层的角质层受损，底下的皮肤细胞就会被"推"上来形成新的角质细胞。如果角质细胞被破坏的速度太快，后面的细胞来不及补上，角质层就会越来越薄，出现裂缝，不平整。

皮肤屏障受损后，皮肤的保水能力下降，引发皮肤干燥，进一步导致皮肤敏感，稳定性变差，一有"风吹草动"就会起皮、发红、发痒。如果不想出现这些皮肤问题，或者已经有了这些问题想要修复，那么首先要做的就是自查有没有上述不良护肤习惯。如果有，马上停止损害皮肤的行为，并做好长期修复的准备。

保护和修复皮肤屏障要从正确的清洁开始做起。皮肤清洁要适度，一般一天洁面1～2次即可，可以使用洁面产品，也可以仅用温水清洗。具体怎么清洗要看皮肤的情况和出油的程度，以洗完脸干净但不紧绷为标准。

皮肤干燥的人洗完脸后要及时涂上具有良好保水作用的护肤品，如果全身皮肤干燥，应在洗完澡后适量涂抹身体乳。可以选择含油的保湿产品，让皮肤维持在水油平衡的状态。

皮肤干燥的人在饮食方面要选择清淡、富含膳食纤维的食物，不要吃得太油腻，否则干燥和出油问题会同时出现，呈现"外油内干"的状态；还要注意补充维生素，缺乏维生素也可能导致皮肤干燥，比如维生素A、维生素B族、维生素C等，都对皮肤有重要的保护作用。

维生素与皮肤的关系

维生素A有促进细胞增殖，维持上皮细胞形态完整的作用。如果缺乏维生素A，皮肤细胞无法正常更新，也无法保持自身的完整性，容易出现变形、干燥、过度角化等问题，导致皮肤变得干燥粗糙。

维生素B族对皮肤健康也很关键。维生素B族是一个大家族，它们能够参与细胞代谢，调节油脂分泌。缺乏任何一种维生素B，都可能引起皮肤不适，如皮炎、口角炎、色素沉着、角质层增厚、癞皮病等。

维生素C可以抗氧化，减少皮肤糖化反应和自由基的产生，延缓皮肤衰老，减少黑色素的产生；还可以促进皮肤修复，促进胶原蛋白合成，让皮肤保持弹性，更显年轻。

维生素E和维生素C一样具有很强的抗氧化性，同样可以减少自由基对细胞的伤害，但它们一个是脂溶性维生素，一个是水溶性维生素，因此作用的部位会有所不同，二者互补才能给皮肤细胞更全面的保护。维生素E也能让皮肤更有弹性，减少皱纹的产生。

经期养生必知

月经是大部分女性每个月都要经历一次的生理周期,在各类针对女性的养生文章里,经期保养总是一大重点。然而网上流传的有关经期养生的内容良莠不齐,多以个人经验为主,并不一定科学。下面就来说一下女性月经期养生需要格外注意的事项。

生理期可以喝冰水吗?

这个问题在网络上争论不休,支持喝的和不支持喝的各有各的理由。一些中医理论认为,经期喝冷水或吃冷饮会导致体寒、宫寒,而这是许多女性疾病的根源,但在美国、日本等国家却没有这一概念。这些国家的女孩子无论是不是经期,都习惯于喝冰水、吃冰激凌,也没有宫寒的问题。其实"多喝热水"这个观念在全球范围内只有中国最推崇,但许多人确实都有过这样的经验——喝了冰水或其他冷饮确实感觉会加重痛经。这是怎么回事呢？

这是因为寒冷对人体具有刺激性，比如冬天用冰水洗手会觉得痛得刺骨。身体接触冰水后受到局部刺激，可能会导致血管、肌肉收缩，甚至引发痉挛，产生牵扯痛，加重痛经。不常喝冰水的人对这种刺激更敏感，一口冰水下去就可能引起子宫附近的血管、肌肉等因受刺激而收缩，导致痛经更加严重。

因此，如果有痛经的毛病，最好不要喝冰水。多喝热水，做好保暖工作，既可以促进血液循环，帮助经血排出，也能避免突然的刺激导致子宫收缩，造成剧烈疼痛。但如果没有痛经问题，且已经习惯了喝冰水，大可不必有心理负担，因为即便被冰水刺激到疼痛，也只是一过性的生理反应，不是病理性的，不用担心宫寒落下病根。

喝热水其实也存在误区。比如红糖水和蜂蜜水都被视为可以缓解痛经、保养身体的好东西，但其实红糖和白砂糖的主要成分都是蔗糖，只是红糖的纯度不够高，含有较多杂质，所以颜色呈红色，而白糖则经过了脱色和提纯而已。无论是红糖、黑糖、黄糖还是冰糖，都属于添加糖，吃多了都对身体有坏处，更不要指望有什么特殊功效了。有些养生文章说红糖能补血、补铁，都是缺乏科学依据的。红糖含铁量不高，也不能补血。蜂蜜的主要成分也是糖，只是蜂蜜中的糖由不同比例的果糖、葡萄糖、蔗糖构成。综上所述，蜂蜜和红糖一样也是添加糖，应该少吃。

痛经可以吃止痛药吗？

痛经分为2种：原发性痛经与继发性痛经。

原发性痛经也就是生理性痛经，指没有任何病变，单纯由先天性生理因素导致的痛经。生理性痛经大多与激素水平有关，很多女生青春期刚来月经时会痛经，随着年龄长大便不再痛经了，这是由不同年龄阶段激素水平不一样导致的。有一些女性成年后仍然痛经，也是经期激素引起的。目前大多数理论认为，是子宫内膜前列腺素分泌过多引发子宫收缩导致了痛经。

继发性痛经指由于器官产生器质性改变引起疼痛，这属于病理性痛经，要及时去看医生。

无论是原发性痛经，还是继发性痛经，除了及时就医，日常生活中还可以使用止痛药来缓解症状。另外，还有人经期会头痛，这其实是由激素引起的偏头痛，也可以通过吃止痛药来缓解。很多女性朋友痛经痛到直不起腰也宁愿忍着，不愿意吃止痛药，担心"是药三分毒"，或者害怕吃久了会有依赖性。这其实是一个误区。

有的止痛药确实有成瘾性，但基本属于阿片类止痛药。这类止痛药的有效成分是吗啡、杜冷丁、可待因等，这些成分可以"欺骗"大脑,让大脑产生快感而感受不到疼痛,因此具有一定的成瘾性。这些药物以前在很多国家存在滥用问题,因此"止痛药容易成瘾"这一观点深入人心。但在我国,这些药物都受到严格的管制,在临床上一般用于癌痛等中重度疼痛。而缓解痛经的止痛药通常为非甾(zāi)体抗炎药,如布洛芬、阿司匹林等,这些止痛药是通过抑制前列腺素分泌来止痛的,没有成瘾性。

那这些非甾体止痛药有没有副作用呢?其实是有的,其副作用以肠胃不适为主。比如,布洛芬对肠胃黏膜有刺激性,常见不良反应有肠胃胀气、灼烧感、恶心呕吐等。因此,肠胃不适的人吃止痛药应谨慎。但有传言说吃止痛药会影响女性的生育功能,会造成女性器官病变,就纯属无稽之谈了。

药物有副作用是正常的,我们既不能完全无视,也不必一听到有副作用就彻底拒绝用药,而应该在充分了解和仔细权衡后选择是否使用。目前,使用非甾体抗炎药对付痛经是全球范围内应用广泛、安全性和有效性都很高的一种方法,痛经严重且已经影响到生活的女性朋友,没有必要因为一些谣言和莫名的心理恐慌就拒绝使用止痛药。

如何调控雌激素

雌激素是女性体内重要的性激素，对女性的身体发育和生理平衡起着重要作用。雌激素能调节女性的月经周期、促进女性乳腺发育、维持女性正常的生殖功能，还能对女性的外形产生巨大的影响——雌激素对皮肤、头发、身材都有影响。此外，雌激素还可以通过影响神经系统的功能调节女性的情绪和认知能力，保持女性的心理健康。雌激素分泌过多或过少都会对女性的身体产生不利影响，因此需要保持雌激素的平衡与稳定。内分泌失调对女性来说，主要是指雌激素失衡。

雌激素是一种类固醇激素，主要由卵巢产生，怀孕后还可由胎盘产生。雌激素水平会随着年龄、月经周期而变动。一般来说，在儿童期，女童体内只有少量的雌激素，不会对身体有太大的影响；进入青春期后，卵巢逐渐成熟，开始大量分泌雌激素，促进女性第二性征的发育和维持，女性出现月经初潮。青春期阶段，女性还未完全性成熟，激素水平不稳定，容易出现月经不规律、痛经、长青春痘等问题。随着年龄的增长，20~35岁，体内的雌激素会保持在较高且稳定的状态，此阶段是女性生理上的最佳生育期。35岁后，女性的雌激素水平开始走下坡路，直至进入围绝经期，之后女性卵巢功能会经历几年甚至十余年的缓慢衰退，最后绝经。

女性的月经周期会导致激素波动。卵巢里的卵泡是雌激素的主要来源，一个月经周期就是一个卵泡的"一生"。月经出血的本质是子宫内膜脱离，即上一个卵泡的"凋谢"，此时雌激素水平到达周期中的最低点。这也是很多女性在月经初期会爆痘、情绪烦躁的原因。与此同时，下一个卵泡又开始生长。随着卵泡逐渐长大，分泌的雌激素又会缓慢增加，如此周而复始，构成女性生理周期。

围绝经期就是俗称的"更年期"，指女性绝经前后的一段时间，包括绝经的前几年，以及正式绝经后的1年。围绝经期一般从45岁左右开始，早的也可能从40岁左右就开始。女性在年轻时多关注雌激素水平，做好卵巢保养，对维持健康、延缓衰老、提高老年生活质量有重大意义。

雌激素失衡会发生什么？

雌激素过低可能会出现以下各种表现。

（1）皮肤：皮肤干燥、暗淡，容易敏感和长痘。

（2）头发：头发无光泽，容易脱发，枯黄开叉。

（3）月经：月经周期和出血量不规律，痛经甚至闭经。

（4）骨骼：骨钙流失加速，骨密度下降，骨质疏松。

（5）身材：脂肪容易在腰腹部堆积，身材变得臃肿，失去女性曲线，胸部变形外扩。

（6）心理：情绪不稳定，精神状态不佳，更容易出现焦虑、烦躁、易怒等情况。

雌激素过高可能会出现以下表现：

（1）月经：月经周期不规律，月经量过多、淋漓不尽。

（2）身材：脂肪容易在大腿和臀部堆积，乳房肥大；青春期雌激素过高会导致骨骺线提前闭合，影响身高。

（3）疾病：雌激素过高会增加某些雌激素依赖疾病的风险，包括子宫内膜异位症、阴道出血、子宫肌瘤、乳腺增生、乳腺结节等，还会增加罹患乳腺癌和子宫内膜癌的风险。

雌激素会影响人体脂肪的堆积部位，引导脂肪向腿部、臀部、胸部堆积，适当的雌激素水平会让女性曲线饱满，但过高的雌激素水平会导致"梨形肥胖"；男性雌激素过高则更容易导致"苹果形肥胖"，脂肪堆积在腰腹部，更容易出现"啤酒肚"。

哪些食物会影响雌激素？

很多因素都会影响人体内的雌激素分泌，如熬夜、压力大、高脂高糖饮食、体重过低或过高等，但直接含有雌激素的食物几乎不存在。有一样食物中含有"类雌激素"成分，那就是大豆中的大豆异黄酮。

大豆异黄酮又被称为"植物雌激素"，虽然它不是真正的雌激素，但对雌激素有调节作用。需要注意的是，这种调节作用是双向的。当体内雌激素过低时，大豆异黄酮可以增加雌激素分泌；当体内雌激素过高时，大豆异黄酮可以降低雌激素分泌。总之，适量摄入大豆异黄酮有助于保持雌激素平衡。

有人说患有乳腺增生等疾病的人不能吃豆制品，以免雌激素过高，甚至还有人说大豆吃多了容易患乳腺癌，这些都是对大豆异黄酮的双向调节功能认知不足的说法，不必采信。《中国居民膳食指南》建议，每人每天吃25~35克干制大豆或豆制品（大豆和坚果合并推荐量是25~35克）。这个量不多，但实现起来仍然有困难，尽管豆腐是很常见的家常菜，但实际上很多人的日常饮食都没有达到大豆的推荐摄入标准。因此，平时可以适量多吃一些大豆制品，比如豆浆、豆腐等。当然，也不能盲目摄入大豆，一定要注意自己的激素水平，以免其对身体造成伤害。

体重过高和高脂饮食会导致体内雌激素过高，原因是雌激素的产生需要体内脂肪组织的参与。脂肪分泌的一种酶可以把体内的其他物质（比如睾酮）转化成雌激素，体重过高或体脂率过高会增加雌激素的合成，因此雌激素过高的人应该避免吃得太油腻。相反，体重过低或体脂率过低会导致雌激素不足，这就是很多女孩过度节食导致闭经的原因。

贫血：女性的一生之敌

贫血是指人体外周血红细胞容量减少，低于正常范围下限的一种常见的临床症状。贫血的人血容量下降、血液携氧能力下降，导致全身虚弱乏力、面色苍白、手脚冰凉、头晕头痛、耳鸣等。贫血的症状很符合传统养生概念里的"气血不足"。

女性比男性更容易贫血。

调查显示，中国居民18～44岁育龄期女性贫血患病率高于其他所有年龄组。2010—2012年中国城市居民贫血状况研究显示，中国城市居民（不包括孕妇）总贫血患病率为9.7%，其中男性患病率为6.8%，女性为12.8%，女性患病率约为男性的2倍。而单独对孕妇的贫血调查情况显示，孕妇的贫血检出率高达17.2%。

为什么女性更容易贫血？原因主要有以下几点：

月经

贫血的直接表现是血液细胞不足。女性每个月都会因为月经流失一部分血液,如果月经量太大,或者月经不规律(间隔时间短或持续时间长),就可能因出血过多导致贫血。这种贫血叫"经期失血性贫血"。有些女性月经量虽然不算大,但长期下来对身体的影响也很大,再加上其他因素,也容易贫血。

怀孕和哺乳

怀孕或哺乳时,母体会把体内的铁元素和其他营养素分配给胎儿或婴儿,导致自身储备降低。如果此时营养跟不上,也很容易导致贫血。

激素

男性和女性体内激素有差别,雄性激素如睾酮可以促进蛋白质的合成,因此男性健身增肌比女性更容易;血红蛋白也是蛋白质,因此男性合成血红蛋白的能力普遍强于女性。

饮食习惯

铁元素、蛋白质、维生素B_{12}、叶酸是和血液关系最大的几种营养素,尤其是铁元素。因缺乏铁元素导致的贫血叫作"缺铁性贫血"。大部分女性的贫血都是缺铁性贫血,常常与前面提到的经期失血性贫血合并存在。

膳食中铁元素的来源主要是动物性食品,比如红肉、内脏、血制品等，它们中的铁元素以血红素铁的形式存在，人体利用率高。植物性食品中虽然也存在铁元素，但普遍含量较低，利用率也很低。

"不爱吃肉"和"节食减肥"可能是女性饮食中容易缺乏上述营养素的主要原因。无论是从整体食量还是食肉比例来看，女性群体普遍不如男性，这样的饮食习惯容易造成铁、蛋白质、维生素等营养素摄入不足，导致贫血。

除了摄入，还要关注吸收。一些人可能存在肠胃吸收不好的问题，比如十二指肠溃疡会影响营养素的吸收，导致铁元素吸收不足。喝浓茶和咖啡也会抑制铁元素的吸收。

传统养生理论常认为"红色食物能补气血"，这一观点被很多缺乏营养学知识的人误解为红色食物能补铁，于是，用红枣、红糖、红豆，或用各种红色食物做成的"五红汤"等常被称为补血食物。实际上这些食物的含铁量并不高，不能补血，真正能补铁的食物是各种动物血制品、猪肝猪心等内脏、猪牛羊的瘦肉等。

综上，女性更容易贫血是因为铁元素流失多而摄入又不足。如果发现自己缺铁，可以摄入富含铁元素的动物性食品，也可以使用一些补铁的营养补充剂。

如果你想生孩子

生孩子是人生中的重大事件，不仅对夫妻双方生活方面的影响重大，更是对女性身体健康的直接挑战。强烈建议女性在决定孕育小生命之前，要从健康角度尽可能地做好全面准备。

最佳生育年龄是多少岁？

在生育方面，女性面临的压力要略大于男性，除了传统观念作祟，还有一个重要原因是女性更受生育年龄的限制。女性的生育窗口期比男性窄许多，并且在生育中承担的风险更大、付出更多，这些都导致女性面对生育时更容易出现年龄焦虑。

从国内外的各项研究数据来看，女性的最佳生育年龄是25～34岁，而在医学上，35岁以上的初产妇会被归为"高龄产妇"。在25～34岁这个年龄段受孕，无论是对母亲还是胎儿来说，风险都更小，因为这个年龄段的女性受孕率高、自然流产率低，发生妊娠并发症和胎儿染色体异常的概率也低。

美国一项涵盖了700多万人的研究数据显示，生育年龄过低或过高都可能导致孕产并发症概率增加，而25～34岁间发生孕产并发症的概率则相对较低。不过，从这项研究的结果也可以看出，除了早产、高血压、轻度子痫前期的发生率与年龄的关联较明显外，其他大部分并发症与怀孕女性年龄的关系并不十分明显。

必须认识到，"最佳生育年龄"的说法是针对群体而非个体而言的，群体性的研究结果放到单独的个体身上不一定合适，或者说影响没有想象中的大。最佳生育年龄只是一个分界模糊的大致范围，而不是绝对的分水岭，女性绝不会在34.9岁适合生育，而在35岁就突然变得不适合生育。做好保养，做好备孕，科学妊娠，比只看年龄重要得多。一个生活习惯不好、不科学备孕、不控制孕前和孕期饮食的25岁女子，和一个充分备孕并且非常重视孕期管理的35岁女子相比，谁的生育风险更高，还真不好说。

总而言之，怀孕生子是一场"战役"，我们不能打无准备之仗。

另外，在现代社会，生育早已不是一项生理上的繁衍任务，而是爱的延续，是女性个人和伴侣的自主选择。如果不考虑周全，没做好准备，只因为年龄焦虑就匆忙结婚、生育，可能会造成比"高龄产妇"更大的人生悲剧。

怀孕之前要强化核心肌群

网络上很多备孕教程的重点都集中在如何受孕,如何保胎和预防畸形上,最主要的备孕建议其实是:强化核心肌群!

"锻炼身体,增强体质"对于备孕来说绝不是一句空话。怀孕后,身体除了分泌雌激素和孕激素,还会分泌一种叫松弛素的激素,它会让肌肉变得松弛而柔软,让关节和韧带放松,有利于盆底肌松弛和宫颈打开,便于顺利生产。但这也直接导致孕妇的身体结构强度下降,关节稳定性下降,肌肉力量不足,孕妇可能会因此感到乏力、疼痛、运动不便,尤其是容易腰酸背痛。

胎儿逐渐长大会进一步加重孕妇的身体负担,再加上松弛素的作用,全身关节不稳,肌肉乏力,既不舒服,也非常容易使身体受伤。强烈建议女性怀孕之前要增强身体素质,尤其需要加强核心肌肉群的力量。

核心肌肉群指人体躯干部位的肌肉群,主要由腹直肌、腹斜肌、下背肌、竖脊肌和盆底肌等构成。核心肌群具有保护脊椎、稳定躯干、推动身躯活动的功能,还有加强身体协调与平衡,避免身体姿势不良,降低运动伤害等重要作用。每天只需要花一点时间锻炼核心肌群,就可以达到不错的效果,如平板支撑、臀桥等。

平板支撑是公认的可以有效锻炼核心肌群的动作。动作要领是：俯卧姿势，双腿并拢，用手肘、前臂和足尖支撑身体，并保持平衡。练习时，保持这个姿势15～60秒，并配合深呼吸，感受腰腹部肌肉绷紧的感觉。

臀桥和平板支撑有些类似，共同点都是要把躯干架空，所以也被称作"反向平板支撑"。臀桥对腰背部和臀腿部肌肉的锻炼效果明显，动作要领是仰卧姿势，双腿屈膝分开，两臂平放在身体两侧，利用核心力量将躯干抬起来，用两只脚掌、手臂和肩部做支撑，使大腿和躯干呈一条直线。通过反复抬起和放下臀部进行锻炼，在臀部抬起时呼气、臀部下落时吸气。

现代人普遍缺乏锻炼，导致核心肌群较弱，脊柱稳定性差，这也是现代上班族经常出现脊柱问题的原因。核心肌肉群是人体一切运动的基础，非常重要，哪怕不备孕，加强核心肌群也百利而无一害。

备孕重点营养素——钙、铁、叶酸

备孕期间的饮食和人生中的其他阶段一样，都应该注意营养均衡，尤其要多关注钙、铁及叶酸充足。

钙是骨骼健康必不可少的元素，直接影响骨骼强度。妊娠

做一个长寿的年轻人

期和哺乳期女性对钙的需求量非常大，这是因为妊娠期胎儿发育需要从母体获取很多的钙，哺乳期分泌的乳汁中也含有大量的钙，如果孕产妇体内钙储备不足，就会导致胎儿发育异常，母体骨钙流失严重，骨密度下降。

备孕期间，妇女每天应该摄入800～1000毫克的钙元素。这些钙元素最好来自天然食物，比如牛奶和奶制品，豆制品、坚果、青菜等，同时还需要注意补充维生素D。如果户外活动不足，可以口服维生素D补充剂。

铁元素也是备孕期要补充的重点营养素。女性由于身体原因容易缺铁，从而导致缺铁性贫血，而血液是全身能量和营养的"输送带"，怀孕和哺乳都需要女性身体有更大的血容量，以满足胎儿发育的需求与母体各种生育器官的需求，因此，缺铁对女性自身和胎儿都非常不利。

铁元素最佳的食物来源是红色的动物性食物，比如红肉和内脏等。备孕期间适当多吃一些红肉、动物内脏和血制品，既能够补充铁，还能够补充优质蛋白质和维生素A等。

叶酸对胎儿的发育起到至关重要的作用——预防胎儿神经管畸形。神经管畸形又叫作神经管缺陷，是很严重的发育缺陷。神经管是胎儿的中枢神经系统，在胚胎形成后的15天左右开始发育，胎儿神经管畸形会导致无脑儿、脑膨出、脑脊髓膜膨出、脊柱裂、隐性脊柱裂、唇裂及腭裂等严重问题。

除此之外，叶酸和铁协同作用，还可以预防贫血，减轻孕早期反应，促进胎儿大脑发育等。叶酸要从怀孕前 3 个月开始补充，每天 0.4 毫克，一直吃到怀孕 3 个月后。

后记

我写这本书的初心,是因为当代很多年轻人对自身的健康关注较少,找到一种能够在营养、口味、便捷3个方面达成平衡,用尽可能小的成本让健康收益最大化的饮食方式,对于大家来说非常重要。我认为"坚持"一种健康的生活习惯的关键恰是在于这种生活方式是不需要"坚持"的,而是自然而然就能持续下去的,不会让人觉得勉强或难以维持,而是乐在其中。

这本书里的所有理论我自己都在践行,但绝不是严格执行,而是弹性执行。不健康的东西我也吃,不良饮食习惯我也有,但是整体而言,我还是坚持用自己信奉的营养学理论指导生活和饮食。

下面说一下我在日常生活中的一些实操经验吧。

做一个长寿的年轻人

我是如何做到食物多样化的？食物多样化是平衡膳食的核心要求，简单来说就是尽可能地吃多种类型的食物，所以我搭配日常三餐有一个习惯就是"不重复"。什么是不重复法呢？就是假如我前一天吃了牛肉，那么第二天的蛋白质来源就不再考虑牛肉，甚至连同属于红肉的猪肉和羊肉都不考虑，而是通过吃鸡、鸭、鱼、蛋或豆制品来补充蛋白质。再如，如果早上我吃了鸡蛋，中午和晚上就不再吃鸡蛋了。

自己做饭时，只要有食物多样化的意识，就很容易做到。我家中常备藜麦、糙米、小扁豆等，淘米时会随心所欲地撒一把进去，或者把红薯、芋头、南瓜、胡萝卜等切块混进米里一起煮，既好吃又好看。

炒菜也可以多样化。比如简单的一道青椒肉丝，常规原料只有肉丝和青椒，但我常常会加点胡萝卜、蘑菇、洋葱等，只要搭配合理，菜的味道会更好，颜色也更丰富。

在传统川菜里，早期的鱼香肉丝主料只有肉丝，后来才加入了青笋丝、木耳丝等配菜，而加胡萝卜丝、青椒丝都被认为"不正宗"。但在家做饭无所谓正宗不正宗，自己喜欢就好，所以我做鱼香肉丝喜欢加胡萝卜丝。胡萝卜不仅营养价值高，颜色好看，味道也百搭，而且耐储存，在冰箱冷藏室可以轻松放半个月。

很多人都爱吃甜食，爱喝含糖饮料，我也不例外。我爱吃

后记

蛋糕等甜点，也爱喝奶茶。但人的口味不是一成不变的，而是有相当大的弹性空间。如果毫无节制地追求重口味的食物，口味会变得越来越重，而如果刻意减少食物的调味，也可以从喜好重口味变得慢慢接受并喜欢上清淡饮食。

我的亲身实践证明了人的口味的确可以调整。我刚开始学习营养学时就开始刻意培养自己清淡的口味，后来随着学习越来越深入，口味也变得越来越清淡，对高油、高盐、高糖的喜好减少了许多。虽然我还是爱吃蛋糕等糕点，但吃的频率下降了许多，并且对太甜、太腻的糕点不再感兴趣。

我国大部分面包店的面包都属于日式面包，和欧洲一些以面包为主食的国家不同，日式面包通常会在面团里加入糖和油，让做出来的面包柔软香甜，这类面包是点心而非主食。

近年来我国开始流行欧包，欧包的外表朴实粗犷，减少了许多糖和油，相对健康。我平时买面包时多半会选择无糖、无油或少糖、少油的，最好是全麦杂粮的。馒头也一样，我不爱买红糖馒头或者白面馒头，而是喜欢买杂粮馒头或者窝窝头。

在奶茶方面就更能看出我的变化了。我算是奶茶重度爱好者，不过我从好些年前开始，在奶茶店点奶茶就只要微糖的或者不加糖，更多时候我自己在家做健康的奶茶。我做的奶茶只有纯牛奶和红茶，完全不加糖。

近年来我在家烹饪的次数越来越多，感觉自己烹煮更健康。我在家炒菜时会有意识地少放调料，非必要不放太多油。我用的是不粘锅，不粘锅可以有效减少油的使用量。有人更喜欢铁锅，虽然铁锅"养"得好也可以做到不粘，但相对来说需要更多的油，像我这样少油的烹饪方式根本"养"不起铁锅。

还有，我家买油总是买小包装的，因为一是油一旦开封就开始氧化，时间久了会酸败，产生"哈喇味"，如果家里人口不多或下厨次数少，大桶的油很容易发生变质；二是家里有大桶油容易无意识地增加炒菜用油量，或者因为担心变质就想快速吃完，从而不知不觉地吃掉更多的油。

盐也可以控制。《中国居民膳食指南》建议每人每天食盐摄入量不超过5克，但大部分人都没有做到。有意识地调节自己的口味，不去追求高盐食物，尝试每次少放一点盐，慢慢会发现原来不那么咸的食物也很好吃。此外，还可以多种调料一起搭配着减盐：在食物里加入酸味、辣味、鲜味、甜味，比如合理使用醋和各种香辛料，使用番茄增加天然酸甜味、使用蘑菇增加天然鲜味等，就可以相对减少盐的使用量。

想要在减油、减糖的同时把菜做好吃是有一定难度的，需要多多实践。第一，要提升厨艺，多试多做；第二，培养口味，"好吃"的标准是会变的。现在就做出改变，试着让自己爱上更清淡的食物吧！

现在，我和家人都习惯了更清淡的饮食，觉得很多菜肴保

后记

留食材本来的味道就很好,不需要过多的调料。还有一个折中的方案是使用蘸碟,如此一来,众口难调也不是问题。

总之,当你意识到怎样的饮食方式更健康后,剩下的就是执行了。懂得很多道理但依旧无法执行是大部分人面临的困境。科普只能告诉我们为什么要这样做,但想怎么做,想做到哪个程度,尤其是最重要的一点——怎样才能可持续地做下去,需要不断地自行摸索。

图书在版编目（CIP）数据

做一个长寿的年轻人 / 芝麻酱著. -- 西安：陕西科学技术出版社，2025.1. -- ISBN 978-7-5369-9060-9

Ⅰ．R247.1

中国国家版本馆CIP数据核字第2024TW8573号

做一个长寿的年轻人
ZUO YIGE CHANGSHOU DE NIANQINGREN

芝麻酱　著

责任编辑	高　曼
封面设计	木　春

出 版 者	陕西科学技术出版社
	西安市曲江新区登高路1388号陕西新华出版传媒产业大厦B座
	电话（029）81205187　传真（029）81205155　邮编710061
	http://www.snstp.com
发 行 者	陕西科学技术出版社
	电话（029）81205180　81205178
印　　刷	河北鑫玉鸿程印刷有限公司
规　　格	880mm×1230mm　32开本
印　　张	7.25
字　　数	130千字
版　　次	2025年1月第1版
	2025年1月第1次印刷
书　　号	ISBN 978-7-5369-9060-9
定　　价	56.00元

版权所有　翻印必究
（如有印装质量问题，请与我社发行部联系调换）